EINFACH FASTEN

Das große Praxisbuch

Anleitung zum Heilfasten,
Intervallfasten, Scheinfasten und Co!
Einfach abnehmen und gesund leben
inkl. vielen leckeren Rezepten

SANDRA EXL

Bibliografische Information der Deutschen Nationalbibliothek.

Die Deutsche Nationalbibliothek verzeichnet diese Publikation in der Deutschen Nationalbibliografie; detaillierte bibliografische Daten sind im Internet über http://dnb.dnb.de abrufbar.

Für Fragen und Anregungen:
info@eulogiaverlag.de

ISBN Print: 978-3-96967-292-1
ISBN E-Book: 978-3-96967-293-8

Originale Erstausgabe 2022

Eulogia Verlags GmbH
Gänsemarkt 43
20354 Hamburg

Lektorat: Ramon Thorwirth
Satz und Layout: Tomasz Dębowski
Umschlaggestaltung: Aleksandar Petrović

EINFACH FASTEN

Das große Praxisbuch

EULOGIA VERLAG

Inhaltverzeichnis

Vorwort

Im Jahr 1999 machte ich mit 21 Jahren meine erste Heilfastenkur. Zu dieser Zeit war das Heilfasten bei weitem nicht so etabliert und in aller Munde wie heute. Die meisten Menschen, auch Ärzte, hielten es entweder für eine ungesunde Crashdiät oder eine esoterische Spinnerei – oder beides.

Wieso also in aller Welt, machte ich zu dieser Zeit in so jungen Jahren eine Fastenkur? Ich sage es Ihnen: Es war meine letzte Hoffnung mein Reizdarmsyndrom und meine schwere Akne in den Griff zu bekommen. Zuvor lief ich von einem Arzt zum anderen und ließ etliche, teilweise starke Medikamente und Therapien über mich ergehen. Ärzte verschrieben mir Antibiotika, Antihistaminika, Antidepressiva, Hormone und ein sehr nebenwirkungsreiches Aknemittel. Nichts von alledem brachte nachhaltige Besserung oder gar Heilung. Ganz im Gegenteil, mein Zustand verschlimmerte sich immer mehr.

Ich litt vor allem psychisch unter den teils sehr heftigen Symptomen. Die fürchterlichen Entzündungen und Komedonen in meinem Gesicht waren für mich als junge Frau sehr schwer zu ertragen. Als mich eine Ärztin einmal zu einer Kosmetikerin schickte, die meine Talgeinschlüsse öffnen und ausreinigen sollte, sagte diese, dass sie so etwas noch nie gesehen hätte und gar nicht wüsste, wo sie anfangen sollte. Wie einfühlsam! Ich dachte damals, ich sei das hässlichste Wesen auf Erden und schämte mich unendlich für meine eklige Haut. Und zu allem Überfluss hatte ich auch noch diese Sache mit dem Darm. Durchfall und Verstopfung wechselten sich ab, und ich war ständig aufgeblasen wie ein Luftballon.

Pickelgesichtig, blähbäuchig, depressiv und vollgepumpt mit Medikamenten – das war also meine Ausgangssituation als Singlefrau Anfang zwanzig. So hatte ich mir das wahrlich nicht vorgestellt.

Heute weiß ich, welche Gegebenheiten in meinem Leben zu den Darm- und Hautproblemen geführt hatten. Einerseits waren es katastrophale Essgewohnheiten und andererseits eine enorme psychische Belastung, deren Erläuterung allerdings ein weiteres Buch füllen würde. Diese beiden

Faktoren habe ich in den darauffolgenden Jahren geändert und aufgearbeitet. Und alles begann mit einer Heilfastenkur, die eine Neuorientierung in mir initialisierte.

Während dieser Kur von 7 Tagen, in denen ich nur Wasser, Tee, etwas frisch gepressten Saft und Gemüsebrühe zu mir nahm, bemerkte ich eine leichte Verbesserung der Entzündungen in meinem Gesicht – nichts Weltbewegendes, aber immerhin etwas. Was mich allerdings richtiggehend euphorisierte, war die völlige Beschwerdefreiheit in meinem Bauch. Na klar, ich aß nichts – verwunderlich war das also nicht. Doch ich fühlte mich in diesen Tagen so gut wie schon lange nicht mehr.

Tatsächlich war auch nach Beendigung der Fastenkur mein lieber Darm versöhnlicher. So wie es aussah, nutzte er seinen Urlaub, um auch wirklich herunterzukommen – die Überreizung war weg. Vorerst. Ich wusste damals noch nicht viel über eine „artgerechte" Ernährung für meinen Körper, somit führten die gleichen Gewohnheiten bald wieder zum gleichen Resultat. Einige Wochen nach der Kur war alles wieder beim Alten. Nein, nicht alles! Ich kannte nun ein mächtiges Werkzeug, das mir Hoffnung auf permanente Heilung machte – das Heilfasten. Und ich wusste ebenfalls, dass es auch um das richtige Essen geht. So beschloss ich, mich sowohl mit dem Essen als auch mit dem Nicht-Essen intensiv auseinanderzusetzen, und mein Körper dankte es mir. Nachdem sich mein Darm rasch und dauerhaft erholte, heilte mit der Zeit auch die Akne ab.

Auch bei meinen seelischen Aufarbeitungsprozessen war mir das Fasten von Beginn an eine wundervolle Unterstützung. Ja, ganz recht, Heilfasten ist der stärkste Impuls zur Selbstheilung, sowohl für den Körper als auch für die Seele.

Mittlerweile arbeite ich unter anderem als Fastenbegleiterin (oder sagt man heutzutage Fastencoach) und habe meine langjährigen Fastenerfahrungen in diesem Buch zusammengetragen. Wenn Sie eine Fastenkur selbstständig zu Hause durchführen möchten, sind Sie mit diesem Buch an Ihrer Seite und meinen Videos für alle Eventualitäten gerüstet.

Die fünf Kapitel des Buches

1. In Kapitel 1 erkläre ich auf verständliche Weise, welche Mechanismen in unserem Körper beim Fasten ablaufen und was das Fasten zu einem so großartigen Werkzeug der Regeneration und Heilung macht.
2. Im zweiten Kapitel begleite ich Sie durch Ihre Heilfastenkur und verrate Ihnen all meine Tipps und Tricks, die das Fasten zu einem schönen und wertvollen Erlebnis machen. Hierbei geht es um das klassische Heilfasten, auch Buchinger-Fasten genannt.
3. Das 3. Kapitel widmet sich fünf weiteren bekannten Fastenmethoden, die ich empfehle, wenn jemand Alternativen bzw. Ergänzungen zum klassischen Heilfasten sucht.
4. In Kapitel 4 bekommen Sie eine Zusammenfassung meiner besten Gesundheits- und Ernährungstipps.
5. Und im fünften Kapitel, dem Rezeptteil, erhalten Sie ergänzende Rezepte zu den Kur-Rezepten der vorangegangenen Kapitel. Unter anderem finden Sie hier meine „gesunden Kuchen" – für den Fall, dass Sie auch so eine Naschkatze sind wie ich.

Durch das ganze Buch hindurch begleiten Sie Hinweise (QR-Codes) zu Videos, die ich zum jeweiligen Thema aufgezeichnet habe.

QR-Code: Link zur Heilfasten Seite

Mein wundervoller Mann Matthias und ich betreiben einen **YouTube-Kanal namens Lanaprinzip, wo eine ganze Playlist zum Thema Heilfasten existiert. Auf unserer Website** heilfasten.lanaprinzip.com, auf der Sie auch ein Heilfastenforum nutzen können, stehen Ihnen ebenfalls viele Inhalte zur Verfügung.

Der Name Lanaprinzip ist das Prinzip vom artgerechten Leben. Lana heißt: **Lebe artgerecht, nicht angepasst. Das ist unser Lebens- und Arbeitsmotto. Daher haben wir auch unser Unternehmen danach benannt.**

Hier sehen Sie unsere **wichtigsten Web-Projekte:**

- https://heilfasten.lanaprinzip.com
- https://gesundheit.lanaprinzip.com
- https://leben.lanaprinzip.com
- https://demenz.lanaprinzip.com

- https://rezepte.lanaprinzip.com
- https://natur.lanaprinzip.com
- https://forum.lanaprinzip.com
- https://lanaprinzip.com

Unsere **Online-Kurse:**

- 7-Tage-Heilfasten-Programm: https://lana.li/hfb29
- 21-Tage-Leberentgiftung und Darmreinigung: https://lana.li/hfb30

Nun wünsche ich Ihnen viel Freude beim Lesen und Umsetzen dieses Ratgebers und lade Sie gerne ein, mit mir über unser Forum Kontakt aufzunehmen.

Herzlichst,
Ihre Sandra M. Exl

Wichtig: Bitte holen Sie sich grünes Licht von Ihrem Arzt, bevor Sie mit einer Fastenkur beginnen. Denn nur gesunde Menschen dürfen auf eigene Faust fasten.

Einleitung

Was bedeuten die Begriffe Fasten, Heilfasten und Intervallfasten?

Fasten ist ganz allgemein der Verzicht auf feste Nahrung und auf Genussmittel – freiwillig und für eine bestimmte Zeit. Als Heilfasten bezeichnet man eine Form des nicht religiös motivierten Fastens, welches einerseits der Vorbeugung oder Therapie von Krankheiten sowie der Steigerung des Wohlbefindens und der Vitalität dient. Oft ist damit auch der Wunsch nach einer „seelischen Reinigung" verbunden. In der Regel geht eine Heilfastenkur über mehrere Tage, aber auch das Langzeitfasten über mehrere Wochen ist möglich. Matthias und ich machen zweimal im Jahr eine Heilfastenkur von etwa 7 Tagen. In diesem Buch werden die Begriffe „Fasten" und „Heilfasten" synonym verwendet.

Das Intervallfasten, bei dem stundenweise Essenspausen eingehalten werden, ist sehr gut in den Alltag integrierbar. Diese Fastenform kann an den individuellen Tagesablauf gut angepasst und auch dauerhaft praktiziert werden. Wir selbst halten vom Abendessen bis zum Frühstück beispielsweise eine Essenspause von etwa 14–16 Stunden ein. Das ist eine moderate Form des Intervallfastens, die wir schon viele Jahre praktizieren (außer im Urlaub).

In diesem Buch geht es in erster Linie um die praktische Durchführung einer klassischen Heilfastenkur, bei der nur Flüssiges zugeführt wird. Aber auch das Intervallfasten und sehr gute Entgiftungskuren wie die F.-X.-Mayr-Kur, das Basenfasten, das Scheinfasten und eine Kur zur Leberentgiftung und Darmreinigung finden Sie im 3. Kapitel des Buches beschrieben.

Heilfasten als Schlüssel zur Gesundheit

„Krankheiten befallen uns nicht aus heiterem Himmel, sondern entwickeln sich aus täglichen Sünden wider die Natur. Wenn sich diese gehäuft haben, brechen sie unversehens hervor."

HIPPOKRATES

Was Hippokrates bereits 400 Jahre vor unserer Zeitrechnung erkannte, äußert die Wissenschaft von heute so: Zu etwa 25 % ist Gesundheit bzw. Krankheit genetisch determiniert und zu etwa 75 % bestimmt unsere Lebensweise, wie sich Körper und Psyche über all die Lebensjahre hinweg entwickeln. Wir dürfen es als große Chance wahrnehmen, durch unsere Lebensweise sowohl unseren Körper als auch unser Leben in so großem Maße selbstbestimmt formen zu können.

In der heutigen Zeit des Überflusses ist der Mensch mit entwicklungsgeschichtlich relativ neuen Herausforderungen konfrontiert. Vor allem was das Überangebot und die ständige Verfügbarkeit von Nahrung betrifft, haben wir offensichtlich große Schwierigkeiten, uns natürlich und gesund zu verhalten. Bei 70 Prozent aller chronischen Erkrankungen spielen heute falsche Ernährungsgewohnheiten eine wesentliche Rolle. Es ist das Überangebot an Lebensmitteln, das ständige Essen, das uns krank macht. Unser Stoffwechsel ist mit der permanenten Nahrungszufuhr massiv überfordert. Diabetes, Herz-Kreislauf-Erkrankungen, Arthrose, rheumatische Entzündungen, Demenz, Schlaganfall, Krebserkrankungen und nicht zuletzt psychische Probleme werden immer häufiger. So großartig das Leben im Schlaraffenland auch ist, so hat es auch seine Schattenseiten und eine davon ist unsere unnatürliche und nicht artgerechte Ernährungsweise.

Unser gesamtes System scheint auf zwischenzeitliche Mangelsituationen ausgelegt zu sein, denn es kommt damit nicht nur erstaunlich gut zurecht, sondern nutzt diese „mageren" Zeiten sogar für Reparatur- und Regenerationsprozesse. Fastenforscher konnten wiederholt zeigen, dass regelmäßige Fastenperioden bei allen Organismen überall auf der Welt die Vitalität erhöhen und die Lebensdauer erheblich verlängern können. Durch das Fasten verbessern sich alle Stoffwechselparameter in unseren Organen und Geweben in bemerkenswerter Weise. Es gibt zurzeit kein Medikament, das so etwas schafft.

Mit dem Wort Verzicht verbinden wir zunächst einmal nichts Angenehmes, jedoch kann von Zeit zu Zeit der freiwillige Verzicht auf Nahrung in der Form des Heilfastens ein Quell der Gesundheit und Lebensfreude inmitten des Überflusses sein. Auf wunderbare Weise führt Fasten zu mehr Achtsamkeit und Genuss beim Essen.

Ein neues Lebensgefühl durch Heilfasten

Beim richtigen Fasten stellt sich sehr schnell ein Gefühl von Leichtigkeit und Wach-Sein ein. Dieser Zustand bringt oft eine aufgeräumte Klarheit in Bezug auf die eigene Lebensweise mit sich und erleichtert so notwendige Veränderungen. Eingefahrene Gewohnheiten loszulassen, scheint uns Menschen sehr zu widerstreben und dennoch gelingt es immer wieder einigen von uns, den Schlüssel dazu zu finden. Dieser Schlüssel kann uns vom Leben auf ganz unterschiedliche Art offenbart werden. Menschen mit langjährigem ungesundem Lebenswandel bekommen oftmals einen gewaltigen Schuss vor den Bug, z. B. in Form eines Herzinfarkts oder Schlaganfalls. Viele, die so etwas überstehen, werden davon wachgerüttelt und ein neuer Lebensgeist wird in ihnen geweckt. Wenn dies ein rigoroses Umdenken beim Betroffenen bewirkt, werden die Lebensgewohnheiten oft ganz plötzlich völlig geändert.

Einige wiederum erkennen durch andere Impulse wie beispielsweise durch das Fasten körperliche (oder seelische) Missstände in ihrem Leben und treffen so die Entscheidung, es gar nicht erst so weit kommen zu lassen. Sie ersparen ihrem Körper solch drastische Mittel, um auf bestehende Unordnung aufmerksam zu machen.

Seelische Unordnung erkennen

Seelische Unordnung hat eine nicht zu unterschätzende Relevanz für die Entstehung von Krankheiten. Das Fasten bietet fraglos eine sehr gute Möglichkeit, um sich Missstände jeglicher Art im eigenen Leben klarzumachen. Es erleichtert die Innenschau und ist deshalb eine sehr machtvolle Methode, lebensverändernde Prozesse zu initiieren. Dieses Wissen über die Wirkung des Fastens ist gleichsam in jeder Religion bzw. Kultur verankert und wird von vielen als wesentlicher und unverzichtbarer Aspekt der Körper- und Seelenhygiene gesehen.

Wenn ein Mensch die Energie des Fastens und deren Wirkung im eigenen Leben einmal erfahren hat, wird es häufig ein fixer Bestandteil der Lebensführung. Die Feinfühligkeit in Bezug auf den eigenen Körper zu erhalten oder wieder zu finden und von Zeit zu Zeit eine „Seeleninventur" durchzuführen, sind nur zwei der unzähligen Gründe, weswegen so viele Menschen überall auf der Welt das Fasten als treuen Begleiter in ihrem Leben sehen. Viele Menschen beginnen gerade in der Lebensmitte, den Wechseljahren (gilt auch für Männer) mit dem Fasten, vermutlich weil in dieser Lebensphase die Sehnsucht nach innerer Veränderung und Klarheit besonders groß ist.

KAPITEL 1
Fastenwissen

Wieso ist Fasten so gesund? Was passiert beim Fasten im Körper?

Ein Nahrungsverzicht hat bemerkenswerte gesundheitsfördernde Effekte, und zwar sowohl eine mehrtägige (oder mehrwöchige) Heilfastenkur als auch das Intervallfasten, bei dem stundenweise Essenspausen eingehalten werden. Beide Varianten bewirken, dass der Stoffwechsel zum Positiven verändert wird. Die Wirkprinzipien, weshalb das Fasten so gesundheitsfördernd ist, erkläre ich im Folgenden:

1. Autophagie: Selbstreinigung der Zellen

Autophagie oder Autophagozytose (von altgriechisch autós „selbst", phagein „fressen" und cýtos „Zelle") ist einer der wichtigsten Prozesse im menschlichen Körper, um die Zellen gesund und leistungsfähig zu halten. Es ist eine Art Selbstverdauungsprogramm, das die Zellen reinigt und entgiftet. Für die Entdeckung der Autophagie wurde der japanische Zellbiologe Yoshinori Ōsumi 2016 mit dem Nobelpreis für Medizin ausgezeichnet.

In sämtlichen Körperzellen kommt es während unseres Lebens zu Mikroablagerungen, die sich aus deformierten Proteinen und beschädigten Zellbestandteilen zusammensetzen. Mit dem Alter nimmt die Menge an solchen Zellbestandteilen zu. Mit dem Prozess der Autophagie werden unsere Zellen von diesen Ansammlungen befreit und das Fasten schaltet die Autophagie an. Ohne Nahrungszufuhr verwerten unsere Zellen das alte Material, um neue Bausteine zu generieren bzw. nutzen dieses als Brennstoff zur Energiegewinnung. Ohne Autophagie lagert sich dieser zelluläre Müll in der Zelle ab und behindert über kurz oder lang die reibungslose Funktionsweise der Zelle.

Die Autophagie ist also einerseits ein Notfallsystem in Hungerperioden und gleichzeitig auch ein essenzieller Prozess für die Reinigung und Erneuerung der Zellen. Dieser Vorgang ist es auch, den man meint, wenn man umgangssprachlich von „Entschlackung" spricht. Funktionierende Autophagie stellt einen effektiven Schutz vor Krankheiten wie Krebs, Demenz, Herzkrankheiten und Infektionen dar. Inzwischen weiß man nämlich, dass für Alterungsprozesse und die Entstehung der genannten Erkrankungen eine verringerte Autophagie eine Rolle spielt. Auch für die Bekämpfung von Bakterien- und Virenbefall ist der Prozess der Zellreinigung wesentlich. Täglicher Nahrungsverzicht über eine längere Zeit wirkt hier förderlich auf unser Immunsystem, ständiges Essen ist kontraproduktiv. Mittlerweile geht aus unzähligen Experimenten deutlich hervor, dass längere Abstände zwischen den Mahlzeiten einen ganz erheblichen Vorteil auf die Vitalität und Lebensspanne des Organismus haben. Zu häufiges Essen hemmt den Selbstreinigungsprozess der Zelle, sie „vermüllt" regelrecht. Man nimmt an, dass der menschliche Körper schon nach 14 bis 16 Stunden ohne Nahrung den Prozess der Autophagie anschaltet.

Autophagie wird durch Insulin gehemmt

Wir nehmen bis zu zehnmal am Tag Kalorien zu uns, denn auch abseits der Hauptmahlzeiten wird gesnackt und zu süßen Getränken gegriffen. Dabei wird jedes Mal Insulin ausgeschüttet und der konstant erhöhte Insulinspiegel durch zu häufiges Essen hemmt die Zellreinigung. Ist der Insulinspiegel hingegen niedrig wie beim Fasten, wird der Recyclingprozess in Gang gesetzt. Insulin fördert die Speicherung von Nährstoffen in körpereigene Energiereserven. Bei dauernder Insulinausschüttung erhält der Körper ständig das Signal, dass ausreichend Energie und Bausubstanz von außen zugeführt wird und somit keine Selbstverdauung notwendig ist. Die Einlagerungen werden nicht angezapft, sondern bleiben erhalten. Es kommt zur Anhäufung von „Zellmüll" und Schadstoffen, was oft als „Verschlackung" bezeichnet wird.

Was fördert die Autophagie in unseren Zellen?

- Fasten (ab ca. 14–16 Stunden; optimal wäre eine Kombination von Intervallfasten im Alltag und halbjährlichen Heilfastenkuren von mindestens 5 Tagen)

- Kalorienrestriktion (chronisches leichtes Kaloriendefizit bei ausgewogener Ernährung)
- Sport (sowohl Kraft- als auch Ausdauersport)
- Kaffee und Lebensmittel mit hohem Spermidingehalt (siehe unten)

Wie wirkt Kaffee auf die Autophagie?

Zahlreiche Studien belegen, dass Kaffee bei verschiedenen metabolischen Erkrankungen wie zum Beispiel Diabetes oder Störungen des Fettstoffwechsels äußerst positive Auswirkungen hat.

Innerhalb von einer bis vier Stunden nach dem Konsum von Kaffee kommt es zu einer starken Ankurbelung der Autophagie in allen untersuchten Organen. Dies gilt auch für entkoffeinierten Kaffee, das heißt, es liegt nicht am Koffein, sondern man vermutet, dass sekundäre Pflanzenstoffe im Kaffee, sogenannte Polyphenole, diese Wirkung haben. Aber Vorsicht: Tierisches Eiweiß hemmt die Autophagie wiederum, also keine Kuhmilch in den Kaffee geben! Nur schwarz oder mit einem Schuss Pflanzenmilch fördert Kaffee die Selbstreinigung der Zellen.

Was ist Spermidin und wie wirkt es?

Spermidin kommt in allen lebenden Organismen vor und ist eine Substanz, die eine erstaunliche Wirkung auf die Langlebigkeit von Organismen hat. Grazer Wissenschaftler rund um Prof. Frank Madeo haben mit dieser Entdeckung weltweit eine Welle von Anti-Aging-Studien ausgelöst. Wenn man Zellen Spermidin von außen zuführt, verhalten sie sich wie beim Fasten: Sie kurbeln die Autophagie kräftig an. Alternde Zellen und Organismen werden verjüngt und leben länger. Gesunde Hundertjährige haben eine auffallend hohe Konzentration von Spermidin im Blut. Es regeneriert unser Erbgut und wirkt entzündungs- und krebshemmend. Zu den besonders spermidinreichen Lebensmitteln zählen Weizenkeime, frischer grüner Pfeffer, Pilze, Sojabohnen (v. a. fermentiert), Kürbiskerne und Nüsse, reifer Käse, Zitrusfrüchte (v. a. Grapefruit), Amarant, Äpfel, Brokkoli und Blumenkohl.

2. Der Fastenstoffwechsel – die Ketose

In den ersten 6 bis 24 Stunden des Fastens verbraucht der Körper seine Kohlenhydratreserven (Glykogenspeicher in der Leber). Je nachdem wie hoch der individuelle Grundumsatz und die körperliche Aktivität sind, leeren sich die Speicher früher oder später. Danach und teilweise schon währenddessen beginnt der Körper mittels Autophagie, abgelagerte fehlerhafte Proteine und beschädigte Zellbestandteile zu verdauen. Nach 1–3 Tagen schaltet der Körper komplett in den sogenannten Ketose-Stoffwechsel (Fastenstoffwechsel) und bezieht seine Energie über das gespeicherte Körperfett. Die Fettverbrennung wird dementsprechend angekurbelt. Einerseits werden Fettsäuren von vielen Gewebsarten direkt in Energie umgewandelt und andererseits werden aus Fettsäuren Ketonkörper (Ketone) gebildet, die vor allem das Gehirn zur Energiegewinnung nutzen kann und die auch eine Art Schutzfunktion auf das Gehirn ausüben.

Auch bereits erkrankte Nervenzellen profitieren von Ketonkörpern. Bei neurologischen Erkrankungen wie Alzheimer, Parkinson und Multiple Sklerose sind Ketone offenbar bessere Energielieferanten als Zucker. So wie es aussieht, entstehen bei der Verstoffwechselung der Ketone weniger freie Radikale und andere aggressive Substanzen. Zudem wird vermutet, dass Ketone entzündliche Prozesse lindern.

Ketone werden übrigens nicht nur beim Fasten produziert, sondern auch, indem man auf Zucker und Kohlenhydrate in der Nahrung verzichtet und stattdessen vor allem fett- und eiweißreich isst. Das passiert bei extremen Low-Carb-Diäten, den sogenannten Keto-Kuren.

3. Fasten senkt den Insulinspiegel und damit das Gewicht

Studien belegen heute sehr umfassend die Zusammenhänge von Übergewicht und dem allgemeinen Gesundheitszustand. 2017 veröffentlichten Wissenschaftler Ergebnisse der wohl größten Untersuchung zu diesem Thema. Daten von 68,5 Millionen Menschen aus 195 Ländern und Regionen wurden zwischen 1980 und 2015 ausgewertet. Mehr als zwei Drittel aller Todesfälle, die mit Übergewicht zusammenhingen, wurden durch kardiovaskuläre Erkrankungen (zum Beispiel Herzinfarkt) verursacht. Dies heißt nicht, dass jeder übergewichtige Mensch krank ist, jedoch steigt sein statistisches Risiko für Herz-Kreislauf-Erkrankungen, Krebs, Diabetes und für entzündliche Erkrankungen eindeutig an.

Durch Fasten reduzieren wir neben dem unerwünschten Hüftspeck auch das viszerale Fett im Bauchraum, welches tatsächlich gefährlich werden kann. Dieses Fett produziert entzündungsfördernde Stoffe und kann Stoffwechselprobleme auslösen. Das Fasten korrigiert unterschiedliche Hormone und Steuerungssysteme, die im Körper mit der Verarbeitung unserer Nahrung zu tun haben. Wenn Menschen an hartnäckigem Übergewicht leiden und ein nachhaltiges Abnehmen einfach nicht gelingen will, ist der Grund nicht selten ein dauerhaft zu hoher Insulinspiegel. Sobald dieser nachhaltig gesenkt wird, fällt das Abnehmen plötzlich leichter und das Idealgewicht kann auch gehalten werden. Aber wieso macht zu viel Insulin dick?

Insulin ist ein wichtiges Stoffwechselhormon im menschlichen Körper. Es dient vor allem dazu, den über die Nahrung aufgenommenen Zucker aus dem Blut in die Zellen zu schleusen, wo die Zuckermoleküle zur Energieversorgung genutzt werden. Außerdem verhindert das Insulin auf diese Weise, dass der Zuckergehalt im Blut zu hoch wird. Produziert wird Insulin in den Zellen der Bauchspeicheldrüse. Direkt nach einer Mahlzeit steigen Blutzucker- und Insulinspiegel je nach Art der Lebensmittel mehr oder weniger an. Einige Stunden nach dem Essen sinken beide wieder auf den Ausgangswert ab.

Wenn man auf Dauer zu häufig und zu viel isst, kann sich der Insulinspiegel nicht mehr richtig absenken, er bleibt zu lange zu weit oben. Das bringt so einige Probleme mit sich. Der konstant erhöhte Insulinspiegel hemmt zum Beispiel (wie schon erwähnt) die Autophagie, den Selbstreinigungsprozess unserer Zellen, und fördert die Speicherung von Nährstoffen als Körperfett. Nur in Phasen eines niedrigen Insulinspiegels ist Abnehmen möglich, denn dann können Reserven und Einlagerungen abgebaut werden.

Nun hat man festgestellt, dass stark übergewichtige Menschen nach einer Mahlzeit viel mehr Insulin ausschütten als schlanke Menschen. Außerdem sank der Insulinspiegel bei den Normalgewichtigen schneller wieder auf den Ausgangswert ab, während er bei den übergewichtigen Probanden auf einem erhöhten Niveau blieb. Bei ihnen ist der Insulinwert insgesamt fast 20 Prozent höher, sowohl auf der Spitze als auch am Nüchternplateau. Studien, die sich der Hypothese widmeten, ob zu viel Insulin dick mache, konnten tatsächlich einen kausalen Zusammenhang nachweisen. Es ist ein

Teufelskreis: Einerseits „erzieht" man den Körper durch jahrelange falsche Essgewohnheiten dazu, dauerhaft zu viel Insulin zu produzieren und andererseits macht zu viel Insulin dick. Und es kommt noch ein problematischer Mechanismus dazu: Bei einem konstant erhöhten Insulinspiegel wird der Organismus mit der Zeit immer unempfindlicher, also resistenter gegenüber Insulin. Es wirkt einfach nicht mehr, wie es soll. Die Bauchspeicheldrüse reagiert darauf mit einer noch höheren Insulinproduktion. Der Spiegel wird immer höher und dies wiederum verschlimmert die Insulinresistenz bis hin zu einem ausgewachsenen Diabetes mellitus. Diesen Kreislauf gilt es zu durchbrechen. Um den Insulinspiegel dauerhaft zu senken und so aus der Insulinfalle zu entkommen, müssen wir immer wieder Phasen mit einem sehr niedrigen Insulinspiegel herbeiführen. Die einzige Möglichkeit, das Insulin vorübergehend stark abzusenken, ist vollständiger Nahrungsverzicht über eine bestimmte Zeit. Dies ist die effizienteste und nachhaltigste Strategie, um das Insulinniveau auch dauerhaft zu senken – ein Fakt, der bereits seit Jahrzehnten bekannt und akzeptiert ist. Mehr dazu unter dem Punkt „Nachhaltig abnehmen mit Fasten" auf Seite 27.

4. Fasten heilt den Darm

Mittlerweile ist dies nicht mehr „nur" Erfahrungsmedizin, sondern auch wissenschaftlich bestätigt. Fasten hilft dem Darm bei der Regeneration und wirkt sich günstig auf die Zusammensetzung des Mikrobioms aus. Das Mikrobiom, auch Darmflora genannt, ist die Gesamtheit aller Mikroorganismen im Darm und wiegt etwa 2 kg bestehend aus rund 100 Billionen Bakterien. In einem Gramm Kot sind mehr Bakterien als Menschen auf der Erde. Dass wir diese unglaubliche Menge an kleinen Lebewesen mit uns herumtragen, lohnt sich allerdings für uns. Die kleinen Mitbewohner haben die Fähigkeit, Vitamine herzustellen, Gifte und Medikamente abzubauen, sie versorgen unseren Darm mit Energie und spielen eine unentbehrliche Rolle bei unserer Immunabwehr.

Wenn Menschen an Übergewicht, Mangelerscheinungen, Hautproblemen, Nervenkrankheiten, Depressionen, Autoimmunerkrankungen oder chronischen Darmproblemen leiden, findet man nicht selten veränderte Bakterienverhältnisse in ihrem Darm. Durch längere Essenspausen werden in erster Linie die schädlichen Bakterien ausgehungert. Die Nützlichen nehmen hingegen an Diversität zu und werden durch das Fasten auch resistenter gegen Stress. Dieser Effekt des Fastens auf unsere Darmsituation ist eine der Ursachen, warum das Fasten so viele gesundheitliche Probleme lindert bzw. zum Verschwinden bringt. Ein gutes Beispiel sind hier Autoimmunerkrankungen, die auf das Fasten hervorragend ansprechen. Man vermutet, dass diese vor allem im Darm begründet sind.

Durch eine Heilfastenkur können Sie das Darmmikrobiom innerhalb weniger Tage rundum erneuern. Mit Intervallfasten erreichen Sie eher langsame Veränderungen. Sie können auch mit mehrtägigem Fasten beginnen und dann mit Intervallfasten fortfahren, um die positiven Effekte zu erhalten. Suchen Sie sich dabei jene Intervallfastenmethode, die für Sie im Alltag am besten umsetzbar ist (ab Seite 160).

5. Fasten stärkt die Widerstandskraft

Wenn wir fasten, hat unser Körper kurzzeitig Stress. Das klingt im ersten Moment nicht sehr vorteilhaft, ist aber einer der Gründe, warum das Fasten so heilsam wirkt. Positiv wirkender, kurzzeitiger Stress wird Eustress genannt, im Gegensatz zu dauerhaftem Stress, dem negativ wirkenden Distress. Auch Sport ist wie das Fasten ein solch positiv wirkender Stressreiz.

Eustress bewirkt, dass unser Körper widerstandsfähiger wird und sich besser gegen schädigende Einflüsse schützen kann. Er ist wie ein Training, das die Zellfunktionen verbessert und zugleich Gene aktiviert, die für Zellschutz und Reparatur zuständig sind. Dieser fasten- (und sport-) bedingte Stress fördert die Regeneration und Neubildung der Mitochondrien, jener Zellbestandteile, die für die Energiegewinnung zuständig sind. Darüber hinaus regt der Stressreiz die Bildung von Stammzellen an. Diese sind für die Vitalität der Organe und die Zellfunktionen von größter Bedeutung.

6. Bemerkenswerte Effekte auf die Psyche

Mehrtägiges Fasten hat eine starke Wirkung auf unsere Psyche. Die Effekte finden sowohl auf biochemischer als auch auf mentaler Ebene statt. Etwa am 4. Fastentag schaltet unser vegetatives Nervensystem in den Entspannungsmodus und Serotonin (unser zentrales Wohlfühlhormon) wirkt verstärkt. Endorphine (Glückshormone) und Endocannabinoide (cannabisähnliche

Stoffe) werden vermehrt ausgeschüttet. All das fühlt sich richtig gut an und man ist im Einklang mit sich selbst und seinem Körper. Teilweise kommt es sogar zu regelrechten Euphorie-Schüben, die als Fasten-High bekannt sind. Ein solcher Gemütszustand wirkt äußerst motivierend und kann die Konzentrations- und Leistungsfähigkeit steigern.

Auf rein mentaler Ebene wird eine Fastenkur häufig als lebensbejahende Veränderung empfunden, quasi als Neustart, aus dem man sowohl körperlich als auch seelisch gestärkt hervorgeht. Man macht schließlich die Erfahrung, selbst etwas für die Gesundheit tun zu können. Dieses Gefühl der Selbstwirksamkeit stärkt die Selbstdisziplin und das Selbstbewusstsein, auch andere Herausforderungen des Lebens motiviert anzupacken. Fasten ist ein Erfolgserlebnis und ein mächtiger Impuls dafür, den eigenen Lebens- und Ernährungsstil gesundheitsbewusster auszurichten.

Viele Fastende beschreiben auch ein Gefühl der Klarheit und des Wach-Seins. Dieser Zustand eröffnet oft eine veränderte Sicht auf die eigene Lebensweise und erleichtert notwendige Entscheidungen.

Überblick – was passiert in den ersten Fastentagen

Hier ist eine kurze Zusammenfassung davon, was in den ersten Tagen des Fastens im Stoffwechsel passiert:

- In den ersten 6 bis 24 Stunden beginnt der Insulinspiegel zu sinken. Der Körper verbraucht seine Kohlenhydratreserven (Glykogenspeicher in der Leber). Danach bezieht der Körper auch kurzfristig Energie aus Proteinen. Das dürften jene unbrauchbaren, deponierten Strukturen sein, die im Zuge der Zellreinigung (Autophagie) verwertet werden. Eine starke Entwässerung setzt ein, was schon in den ersten Tagen zu einem leichten Absinken des Blutdrucks führen kann.
- Nach 16 bis 36 Stunden schaltet der Körper in den Fastenstoffwechsel (siehe Ketose) und bezieht seine Energie über das gespeicherte Körperfett. Die Fettverbrennung wird stark angekurbelt, da die Energie fast vollständig durch Fettsäuren und Ketone bereitgestellt wird. Je schneller die Glykogenspeicher geleert sind, desto schneller kommt man in die Ketose. Sport ist dafür ein ausgezeichnetes Mittel. Neben der verstärkten Fettverbrennung beginnen jetzt Reparaturvorgänge zu laufen, die Autophagie, also unsere zelleigene Müllabfuhr setzt ein.

- Ab etwa dem 4. Tag wird der Parasympathikus des Nervensystems aktiv, das heißt, wir sind jetzt im Entspannungsmodus und unser Wohlfühlhormon Serotonin wirkt verstärkt. Der Darm ist im Reinigungs- und Regenerationsmodus.
- Nach 5 Tagen haben wir einen erhöhten Spiegel des Wachstumshormons Somatotropin (HGH), welches dafür sorgt, dass die Muskelmasse erhalten bleibt. Ein erhöhter Noradrenalinspiegel verhindert weiterhin, dass die Stoffwechselrate abnimmt. Der Blutzuckerspiegel ist auf einem niedrigen Niveau stabil und Insulin ebenso. Außerdem sinken Entzündungsparameter, Blutfettwerte verbessern sich und der Blutdruck ist gesunken.

Welche Effekte kann man vom Heilfasten erwarten?

Die Altersforschung beschäftigt sich seit Jahren sehr ausgiebig mit dem Fasten, denn sein lebensverlängerndes Potential ist immens. Die bisherigen Studien zeigen, dass alle untersuchten Organismen länger leben, wenn sie regelmäßig fasten. Frank Madeo, Altersforscher an der Karl-Franzens-Universität Graz, formulierte diese Tatsache bei einem seiner unterhaltsamen Vorträge so:

> *„Altersforscher sind ein zerstrittener Haufen, aber sie sind sich in einer Sache einig: Fasten verlängert die Lebensspanne, und zwar in allen Organismen – überall auf der Welt."*

Die Aussicht auf ein langes Leben und die Verzögerung von Alterungsprozessen sind für den einen oder anderen ein guter Grund, regelmäßig zu fasten. Doch auch als Therapieform zur erfolgreichen Linderung oder Beseitigung vieler Krankheiten wird Fasten angewendet (hier ist unbedingt eine medizinische Fastenbegleitung erforderlich). Nicht zuletzt fasten viele Menschen auch zur Unterstützung der Selbstreflexion und als Maßnahme der Seelenhygiene.

Nachfolgend sind Effekte angeführt, die man vom Fasten erwarten darf:

- Der Darm regeneriert sich, die Vielfalt der Bakterienstämme im Mikrobiom nimmt zu, und die Verdauung normalisiert sich.

- Das Immunsystem wird gestärkt und Entzündungsprozesse eingedämmt.
- Verbesserung aller Stoffwechselparameter und Blutwerte. Insulin, Salz-Hormonstoffwechsel und Fettleber können sich innerhalb einer Fastenwoche radikal erholen. Ein zu hoher Blutdruck sinkt ebenfalls rasch ab.
- Die Fettverbrennung wird enorm angekurbelt (siehe Ketose).
- Die Haut wird schöner – Fasten ist eine effektive kosmetische Maßnahme.
- Bis zu sechs Kilogramm Gewichtsverlust (auch durch Entwässerung) in einer Woche ist ein motivierender Start, um eine bewusste und dauerhafte Gewichtsreduktion einzuleiten.
- Fasten ist ein starker Impuls, von ungesunden Ernährungsgewohnheiten sowie schädlichen Genussmitteln wie Alkohol und Nikotin loszukommen.
- Die Stimmung erhellt sich, Entspannung tritt ein und der Geist wird klarer.
- Sie fühlen sich insgesamt vitaler und leistungsfähiger (wobei man auch mit zwischenzeitlichen Fastenkrisen rechnen muss).
- Eine Fastenkur kann eine Auszeit vom Alltag für Körper, Geist und Seele sein, eine Begegnung mit sich selbst, eine Schulung in Achtsamkeit und ein Neustart in ein gesünderes, bewussteres Leben.

Heilfasten als Therapie – Indikationen des Fastens

Das Heilfasten ist eine der ältesten Therapieformen der Menschheit und gleichzeitig eine der wichtigsten in der innovativen Ernährungsmedizin. In spezialisierten Kliniken wird Heilfasten bei vielerlei nennenswerten Erkrankungen erfolgreich eingesetzt.

Sehr gut untersucht und erprobt ist die positive Wirkung von Fasten auf die folgenden Erkrankungen:

- Rheuma
- Chronische Schmerzerkrankungen
- Diabetes Typ 2
- Bluthochdruck
- Fettleber und erhöhte Blutfette
- Nahrungsunverträglichkeiten
- Reizdarmsyndrom

- entzündliche Darmerkrankungen
- Hauterkrankungen
- Migräne und Kopfschmerzen
- Allergien
- neurologische Erkrankungen wie Multiple Sklerose
- leichte und mittelschwere Depressionen
- relativ neu: ergänzende Therapie bei Krebs unter Chemotherapie (z. B. am Immanuel Krankenhaus Berlin)

Wichtig: Selbstständig fasten sollten nur gesunde Menschen. Heilfastenbegleiter unterstützen ebenfalls nur die Fastenprozesse von gesunden Menschen. Sobald eine Erkrankung vorliegt, dürfen Sie nur in Begleitung eines Fastenarztes z. B. in einer speziellen Fastenklinik fasten, sofern Fasten im konkreten Fall überhaupt sinnvoll bzw. erlaubt ist.

Wer darf nicht fasten? Kontraindikationen des Heilfastens

Wenn Sie ein gesunder, erwachsener Mensch sind, der sich kräftig und vital fühlt, können Sie grundsätzlich eine Fastenkur bedenkenlos zu Hause durchführen. Wichtig ist nur, dass Sie sich davor ausführlich mit dem Thema auseinandersetzen und gegebenenfalls grünes Licht vom Arzt einholen.

Wenn Sie an einer Krankheit leiden und diese mit Heilfasten therapieren wollen, müssen Sie sich unbedingt an einen Fastenarzt oder eine Fastenklinik wenden. Das trifft auch zu, wenn Sie Medikamente einnehmen oder in fortgeschrittenem Alter (über 70 Jahre) zum ersten Mal fasten wollen.

Wenn einer der folgenden Punkte auf Sie zutrifft, sollten Sie auf das Fasten verzichten:

- Sie sind schwanger oder stillen.
- Sie sind unter 18 Jahre alt.
- Sie sind stark untergewichtig.
- Sie haben oder hatten eine Essstörung wie Magersucht oder Bulimie.
- Sie leiden an einer der folgenden Krankheiten: fortgeschrittene Herzkrankheiten, starke Leber- und Nierenfunktionsstörungen, Netzhautablösungen, akute Schilddrüsenerkrankungen, Gallenkoliken

Wenn Sie Beschwerden oder Krankheiten haben, die hier nicht angeführt sind und/oder Medikamente nehmen, lassen Sie sich in jedem Fall von einem auf Fastenkuren spezialisierten Arzt beraten.

Abnehmen durch Fasten

Diesem Effekt des Fastens widme ich etwas mehr Raum, denn hier herrscht erfahrungsgemäß sehr viel Interesse.

Schnell abnehmen mit einer Fastenkur

Beim Fasten purzeln recht schnell die Kilos, und man darf sich darüber auch freuen. Der Gewichtsverlust während einer einwöchigen Fastenkur kann enorm sein. Manche Menschen verlieren dabei sieben Kilogramm und mehr. Vor allem bei übergewichtigen Menschen kann es zu solch drastischem Gewichtsverlust kommen. Andere Menschen wiederum verlieren in derselben Zeit viel weniger an Gewicht. Jene kann ich aber trösten, denn was die Fettreduktion während einer Fastenwoche betrifft, sieht es bei allen ziemlich ähnlich aus. Jeder nimmt, je nach Grundumsatz und Aktivität, zwischen zwei und drei Kilogramm Fettgewebe pro Woche ab. Mehr geht nicht. Der Rest setzt sich zusammen aus dem gesamten Darminhalt (siehe Darmentleerung) und Wasser. Es kommt beim Fasten zu einer starken Entwässerung aufgrund der drastischen Salzreduktion sowie des Anstiegs von entwässernden Hormonen und des niedrigen Insulinspiegels. Insulin hält nämlich Salz und Wasser im Körper. Daher entwässert man übrigens auch am Beginn von Low-Carb-Diäten, die ebenfalls den Insulinspiegel sinken lassen.

Wenn man zu Wassereinlagerungen in den Beinen, den Händen oder auch im Gesicht neigt, ist diese Entwässerung eine große Erleichterung. Viele benutzen nach dem Fasten weniger Salz, weil sich das Geschmacksempfinden verstärkt hat. So können einige Wassereinlagerungen auch dauerhaft wegbleiben. Ein gewisser Teil des ausgeschwemmten Wassers wird allerdings wieder eingelagert. Auch der Darm füllt sich, und somit sind nach etwa einer Woche Teile des verlorenen Gewichts wieder da. Das ist völlig normal und die zwei bis drei Kilo Fett sind ja vorerst weg. Ob das so bleibt und ob das Fett eventuell noch weiter reduziert werden kann, hängt davon ab, wie es nach der Fastenkur weitergeht. Das rasche Abnehmen während einer Heilfastenkur motiviert viele Menschen zu einer vernünftigen

Umstellung der Ernährungs- und Lebensgewohnheiten. Das Allerwichtigste beim Ändern alteingesessener Gewohnheiten ist die geistige Entschlossenheit dazu. Eine Fastenkur kann Ihre Chance auf ein neues Lebensgefühl sein und ist somit viel mehr als nur eine Methode, um schnell abzunehmen. Es ist natürlich auch möglich und in manchen Fällen auch sehr förderlich, länger zu fasten als eine Woche. So ein Fastenvorhaben sollte aber unter ärztlicher Begleitung geschehen.

Nachhaltig abnehmen mit Fasten

Mit regelmäßigen Fastenkuren und einer speziellen Form des Intervallfastens ist nachhaltige Gewichtsreduktion möglich. Zum einen kann das Fasten einen trägen Stoffwechsel wieder regenerieren. Die veraltete Vorstellung, dass das Fasten den Stoffwechsel auf Sparflamme programmiert, ist schon zigfach widerlegt und man konnte zeigen, wie sich die Stoffwechselrate und die Fettverbrennung beim Fasten steigern.

Zum anderen ist der entscheidende Faktor beim nachhaltigen Abnehmen Insulin. Wie bereits eingangs erklärt, ist der Grund für hartnäckiges Übergewicht sehr oft ein zu hoher Insulinspiegel und eine damit einhergehende Insulinresistenz. Fasten ist eine effektive Methode, um den Insulinspiegel dauerhaft zu senken und somit nachhaltiges Abnehmen zu ermöglichen.

Durch Fasten den Insulinspiegel senken

Wenn der Insulinspiegel dauerhaft zu hoch ist, liegt der Verdacht nahe, dass eine gewisse Insulinresistenz besteht. Das heißt, unser System reagiert auf das Insulin nicht mehr so empfindlich, wie es sollte. Dadurch produziert die Bauchspeicheldrüse noch mehr Insulin, sobald wir etwas essen – so nach dem Motto „mehr hilft mehr". Nur leider führt die konstante Insulinflut dazu, dass wir immer dicker werden (vgl. „Fasten senkt den Insulinspiegel" ab Seite 18).

Aber keine Sorge, wir können diese Problematik lösen und auch wieder schlank werden. Und zwar indem wir immer wieder Phasen eines sehr niedrigen Insulinspiegels herbeiführen. Das heißt, wir müssen regelmäßig fasten. Kürzere und längere Essenspausen regenerieren unseren Stoffwechsel, sie aktivieren ihn und reparieren Insulinresistenzen wie kein anderes Mittel.

Wenn wir also den Teufelskreis durchbrechen und abnehmen wollen, müssen wir über einen Zeitraum von mindestens 24 Stunden fasten und uns nicht mit Abnehmdiäten herumplagen. Es ist ohnehin nicht möglich, dauerhaft Diät zu halten. Einerseits kostet so ein Zustand Lebensfreude und andererseits führt eine dauerhafte Kalorienreduktion zu einer Anpassung des Grundumsatzes. Das heißt, der Organismus reduziert den Kalorienverbrauch. Das wiederum hat zur Folge, dass das Abnehmen irgendwann ins Stocken gerät und das Gewicht trotz Einhalten der Diät zunächst auf einem Plateau stehen bleibt und schließlich sogar wieder nach oben gehen kann. Ganz zu schweigen davon, was passiert, wenn wir wieder mehr Kalorien zu uns nehmen. Der gefürchtete Jo-Jo-Effekt lässt grüßen. Es ist also so gut wie unmöglich, mit einer kalorienreduzierten Diät nachhaltig abzunehmen.

Welche Fastenmethode ist zum Abnehmen ideal?

Der gewünschte Effekt, nämlich das ausreichend starke Absenken des Insulinspiegels, tritt bei einer Fastendauer von 24 bis 36 Stunden ein. Fastet man länger, sinkt das Insulin sogar noch mehr. Bei gesunden Menschen ist das kein Problem, Diabetiker müssen das Fasten ohnehin unter ärztlicher Aufsicht durchführen. Mehrtägige oder sogar mehrwöchige Heilfastenkuren haben gewiss Vorteile gegenüber kürzeren Fastenperioden, vor allem wenn es um therapeutisches Heilfasten geht. Auch der enorme Gewichtsverlust bringt natürlich Erleichterungen mit sich. Der Nachteil ist jedoch, dass man längere Fastenkuren nicht so häufig durchführen kann. Mehr als zwei bis drei (je nach Länge) solcher Kuren sollte man im Jahr nicht machen.

Um das Insulin also regelmäßig abzusenken, bieten sich spezielle Formen des Intervallfastens sehr gut an. Man konnte zeigen, dass das alternierende Fasten (also an einem Tag essen, am Folgetag fasten) eine zuverlässige Methode zur Senkung des Insulinspiegels ist und die Insulinsensitivität deutlich verbessern kann. Kombiniert man dazu zwei Heilfastenkuren im Jahr, ist das ein ausgezeichneter Plan, um gesund abzunehmen und schlank zu bleiben. Selbstverständlich ist dies mit einem Fastenarzt abzuklären.

Ernährungsregeln beim Abnehmen

Nun stellt sich natürlich die Frage, ob man abseits des Fastens essen darf, was man will und trotzdem abnimmt. Hinsichtlich dieser Frage erachte ich einige wenige Regeln als wichtig, nämlich:

- Reduzieren Sie Zucker und raffinierte Getreideprodukte. In Kapitel 4 fasse ich meine Tipps zur Zuckerreduktion, die mir selbst geholfen haben, zusammen.
- Verzehren Sie Proteine in Maßen und dennoch ausreichend – vor allem pflanzliche Proteine (0,7 bis 0,8 g Protein/kg Körpergewicht). Gute Proteinquellen sind alle Hülsenfrüchte, Tofu, Tempeh, Samen, Kerne, Nüsse, Quinoa, Buchweizen und Hafer. Auch Gemüse wie z. B. Brokkoli und Spinat enthalten auf die Kalorien gerechnet viel Eiweiß. Es ist auch nichts gegen gute Bio-Eier, Bio-Milchprodukte und etwas Bio-Fleisch oder Fisch von Zeit zu Zeit einzuwenden.
- Essen Sie mehr natürliche Fette, vor allem Omega-3-Fettsäuren z. B. aus Walnüssen, Lein-, Hanf- und Chiasamen sowie deren Öle.
- Erhöhen Sie Ihren Konsum an Ballaststoffen. Essen Sie vor allem täglich präbiotische Lebensmittel (siehe Seite 89). Diese enthalten ganz bestimmte Ballaststoffe, die Ihren guten Darmbakterien als Nahrung dienen. Ein ausgewogenes Darm-Mikrobiom (Darmflora) hilft zweifelsfrei beim Abnehmen.

QR-Code: Mediterrane Diät

Verwenden Sie hauptsächlich natürliche, unverarbeitete Lebensmittel und wenig Fertigprodukte. Eine Ernährungsform, die das und auch alle anderen Punkte beinhaltet und zudem wirklich lecker ist, ist die mediterrane Ernährung, auch Mittelmeerdiät genannt (siehe hier: https://lana.li/hfb2)

Ist Fasten gefährlich?

Fasten zählt zu den ältesten Therapieformen der Menschheit und ist ein fester Bestandteil praktisch jeder Kultur auf dieser Erde. Der menschliche Körper ist bestens für Essenspausen gewappnet, denn ein altes genetisches Programm wird aktiviert, wenn wir nichts zu essen bekommen. Beim richtigen Fasten kommt es weder zum gefürchteten Muskelabbau noch zur Stoffwechseldrosselung.

Muskelabbau beim Fasten?

Können Sie sich vorstellen, was es für den Menschen bedeutet hätte, wenn der Körper Muskeln verbrennen würde, um daraus Energie zu gewinnen. In früheren Zeiten musste der Mensch immer wieder mal Phasen überstehen, in denen keine Nahrung verfügbar war. Hätte sich der Körper in dieser Zeit von seinen Muskeln ernährt, hätten wir als Spezies niemals überlebt. Wir wären nach kürzester Zeit zu schwach gewesen, um zu jagen und zu sammeln.

Der Körper speichert in guten Zeiten überschüssige Energie als Fett, um in Notzeiten davon zu leben. Ein intelligentes System! Erst wenn alle Fettspeicher verbraucht sind, verbrennt der Körper Muskelmasse, um nicht zu sterben.

Durch das Fasten kommt es zu einem erhöhten Spiegel des Wachstumshormons Somatotropin (HGH – Human Growth Hormone), welches dabei hilft, die Muskelmasse und Knochendichte zu erhalten. Auch Bewegung ist ein förderlicher Faktor für dieses Hormon. Grundsätzlich nimmt die Somatotropinausschüttung mit zunehmendem Alter ab. Doch einer der stärksten Impulse für die Ausschüttung von Somatotropin ist das Fasten. Über eine Fastendauer von fünf Tagen verdoppelt sich der Somatotropinspiegel. Der physiologische Effekt ist der Erhalt der Muskel- und Knochenmasse während des Fastens.

Durch Bewegung beim Fasten geben wir dem Körper zusätzlich das Signal, dass die Muskeln gebraucht werden und er schnurstracks die für Hungerperioden vorgesehenen Fettspeicher anzapfen soll.

Vitamin- und Mineralstoffmangel durch Fasten?

Während einer Fastenkur, wie ich Sie hier anleite, brauchen Sie keine zusätzlichen Vitamin- und Mineralstoffpräparate einzunehmen. Wenn Sie gesund sind, verfügt Ihr Körper über ausreichende Reserven. Bei einer halbwegs vernünftigen Ernährung hat der Mensch Vitaminvorräte für mehrere Monate. Mit Ausnahme von Vitamin C, hier reichen die Vorräte in der Regel nur einige Wochen. Bei unserem klassischen Heilfasten führen Sie zudem durch Obst- und Gemüsesäfte beziehungsweise mit der Gemüsebrühe täglich wertvolle Vitamine und Mineralstoffe zu. So wird auch der Vitamin-C-Haushalt während des Fastens ständig aufgebessert. Sogar beim Langzeitfasten von drei bis vier Wochen zeigen sich auf diese Weise keinerlei Symptome, die auf einen Vitaminmangel zurückzuführen wären.

Wenn Sie jedoch vermuten, dass Sie durch schlechte Ernährungsgewohnheiten (viel Zucker, Alkohol, Fertigprodukte usw.) und/oder einen stressigen Lebensstil leere Vitalstoffspeicher haben, können Sie vor Ihrem Fastenvorhaben ein großes Blutbild inklusive Vitalstoffstatus beim Hausarzt machen lassen. Wenn das Ergebnis tatsächlich auf einen Mangel hinweist, sollten Sie diesen unbedingt durch eine mehrwöchige Ernährungsumstellung (viel Gemüse, Obst, Nüsse, gute Öle etc.) und eventuell gezielte Substitutionspräparate auffüllen, bevor Sie zu fasten beginnen.

Sinkt der Grundumsatz beim Fasten?

Wie sich das Fasten auf den Grundumsatz, also den Energieverbrauch im Ruhezustand, auswirkt, wird in der Literatur teilweise widersprüchlich formuliert. In Studien wurde einerseits beobachtet, dass sich in den ersten 24 Stunden des Fastens bei den Probanden der Grundumsatz leicht zu erhöhen begann. Nach 48 Stunden stieg die Stoffwechselrate um 3,6 Prozent an. Nach vier Tagen Fasten erhöhte sich der Energieverbrauch im Ruhezustand um 14 Prozent. Als Grund dafür wird die fastenbedingte Veränderung der Hormonsituation vermutet, wie z. B. der Anstieg von Wachstumshormonen und Noradrenalin. Laut dieser Studien fährt der Organismus den Stoffwechsel beim Fasten also nicht herunter, sondern hoch. Das würde natürlich Sinn machen, denn unsere Vorfahren brauchten ausreichend Energie, um loszuziehen und Nahrung zu organisieren.

Andererseits liest man immer wieder, dass der Körper beim Fasten gleich wie bei einer längeren kalorienreduzierten Diät den Energieverbrauch drosseln würde. Es gibt jedoch einen erheblichen Unterschied zwischen einer Fastenkur und einer Diät. Und das ist die oben erwähnte Hormonsituation beim Fasten, welche den Stoffwechsel befeuert.

Nun kann ich aus eigener Erfahrung sagen, dass mir meine regelmäßigen Fastenkuren und das Intervallfasten einen Musterknaben-Stoffwechsel beschert haben und ich mit nunmehr Mitte 40 keinerlei Einbußen bei meinem Grundumsatz zu verzeichnen habe, ganz im Gegenteil.

Gibt es Nebenwirkungen beim Fasten?

Beim Fasten kann es durchaus zu Befindlichkeitsstörungen kommen. Immerhin muss unser Körper seinen Stoffwechsel radikal umstellen und seine Energie ab nun aus sich selbst beziehen. Dieser Übergang in den Fastenstoffwechsel kann mit Symptomen wie Kopfschmerzen, Rückenschmerzen, Kreislaufproblemen und Hungergefühlen einhergehen. Je öfter Sie fasten, desto weniger werden die Symptome, denn der Körper gewöhnt sich an die Umstellung. Ab Seite 59 bekommen Sie nützliche Tipps, was Sie gegen die Symptome tun, beziehungsweise wie Sie diesen vorbeugen können. In der Regel ist der ganze Spuk spätestens bis zum 3. Tag überstanden. Jedoch kann es auch später noch zu einer sogenannten Fastenkrise kommen. Das kann ein Motivationstief sein, oder es machen sich durch das Fasten bestehende seelische Missstände bemerkbar, die schon länger bestehen.

KAPITEL 2

Durchführung einer klassischen Heilfastenkur

Die 10 Regeln einer Heilfastenkur

In dieser Übersicht sehen Sie, worauf es beim richtigen Heilfasten ankommt.

1. Gesundheitlicher Check Up. Eine ärztliche Überprüfung Ihres allgemeinen Gesundheitszustandes vor Fastenbeginn ist ratsam. Wenn Sie eine Krankheit haben, sollten Sie nur unter ärztlicher Beobachtung, etwa in einer Fastenklinik, fasten. Auf das Fasten verzichten sollten zum Beispiel Schwangere und Stillende, Menschen mit Essstörungen wie Magersucht und Bulimie, schwer Herz- oder Nierenkranke.

2. Nichts essen, aber viel trinken. Fasten ist Verzicht auf feste Nahrung und auf Genussmittel – freiwillig und für eine begrenzte Zeit. Beim klassischen Heilfasten nehmen Sie nur Flüssiges zu sich. Gemüsebrühen, Obst- und Gemüsesäfte, Tees und vor allem Wasser. Der Organismus braucht während der Fastenkur mehr Flüssigkeit als sonst.

3. Entleerung und Ausscheidung. Eine Fastenkur startet mit mindestens einem Entlastungstag und der darauffolgenden Darmentleerung, für die es unterschiedliche Möglichkeiten gibt. Während des Fastens ist es sehr ratsam, die Ausscheidungsorgane zu unterstützen. Zu diesen gehören Darm, Leber, Haut, Schleimhäute, Lunge und Nieren. Vor allem Einläufe zur weiteren Darmreinigung sowie täglich durchgeführte Leberwickel tragen maßgeblich zum Wohlbefinden während des Fastens bei.

4. Verzichten Sie auf alles Unnötige. Lassen Sie während der Fastenkur alles weg, was Ihren Körper belastet: z. B. Alkohol, Koffein und Nikotin. Reduzieren Sie auch Dinge, die Ihren Geist zu sehr ablenken: z. B. Handy und Fernsehen.

5. Sich vom Alltag lösen. Fasten ist ein ganzheitliches Geschehen, das Körper, Geist und Seele gleichermaßen erfasst. Während des Fastens ist es hilfreich, so weit wie möglich aus dem Alltag heraustreten, um sich ganz auf die Begegnung mit sich selbst einlassen zu können. Wenn Sie dies beherzigen, haben Sie eine gute Chance, Lebensgewohnheiten, derer Sie überdrüssig sind, mit Hilfe des Fastens tatsächlich zu ändern.

6. Ruhe geben – Stille finden. Schaffen Sie sich während des Tages ganz besondere Rückzugsrituale. Bereiten Sie sich einen schönen Platz zum Meditieren, zünden Sie Kerzen an, eine Duftlampe mit ätherischen Ölen oder Räucherstäbchen – was immer Sie mögen. Machen Sie schöne Musik, lassen Sie sich ein Wohlfühlbad ein und genießen Sie die Ruhe, die in Ihr System Einzug hält.

7. Bewegung darf auch nicht fehlen. Durch Bewegung kommt der Stoffwechsel in Schwung und der Lymphfluss wird beschleunigt. Dadurch unterstützen Sie Ihren Körper beim schnelleren Abtransport von Schadstoffen, Abbauprodukten und zellulären Ablagerungen, die durch das Fasten mobilisiert werden können (siehe Autophagie). Jede Art der Bewegung, die Freude macht, ist erwünscht. Sehr beliebt während des Fastens sind: Spaziergänge, Wanderungen, leichte Radtouren, Yoga, Tai Chi, Qi Gong. Bewegung ist ein Grundpfeiler einer jeden Heilfastenkur!

8. Die Natur heilt. Verbringen Sie während des Fastens viel Zeit in der Natur. Einerseits sorgt die frische Luft für eine ausreichende Sauerstoffversorgung aller Zellen und macht Sie munter. Andererseits hat die Natur unterstützende und heilende Wirkung auf seelische Prozesse, die durch das Fasten ausgelöst werden können.

9. Lassen Sie sich verwöhnen. Während des Fastens sind Sie sehr empfänglich für alles Wohltuende. Egal, ob eine Ganzkörper- oder Fußreflexzonenmassage, Lymphdrainage, Schlammpackung oder eine Shiatsu-Stunde. Jede Wohlfühl-Behandlung wirkt in dieser Zeit doppelt gut – entspannt die Psyche, stimuliert einzelne Organsysteme und unterstützt den Körper beim Entgiften. Auch moderate Saunabesuche sind beim Fasten sehr zu empfehlen. Einerseits dient das vermehrte Schwitzen der Entgiftung über die Haut und andererseits tut die Wärme einfach gut, da man während der Fastenkur meist sehr rasch ins Frösteln gerät. Auch zu Hause durchgeführte Basenbäder und Bürstenmassagen sind wohltuend und unterstützen die Entgiftung.

10. Die Aufbautage – langsam ans Essen gewöhnen. Nach dem Heilfasten sollte man sehr behutsam mit dem Essen beginnen. Der Verdauungstrakt muss sich erst wieder an feste Nahrung gewöhnen – Ihre Darmflora hat sich gerade erholt und saniert, gönnen Sie ihr einen sanften Start mit einer mehrtägigen Aufbauzeit. Leicht verdauliche Nahrungsmittel sind beispielweise Äpfel, Karotten, Kartoffeln und Reis. Schwer verdaulich sind Kohl, Bohnen und Fleisch.

Wie, wann und wo fasten?

Wenn Sie den Entschluss gefasst haben zu fasten, müssen Sie vorab überlegen, ob Sie allein oder mit anderen Menschen, im Urlaub oder im Alltag, zu Hause oder wo anders fasten möchten.

Fasten in der Gemeinschaft oder nur mit sich

Wenn Sie mit Gleichgesinnten fasten, erleichtert und beflügelt dies das Unterfangen meist sehr. Dazu trifft man sich am besten regelmäßig, um sich auszutauschen, sich gegenseitig zu motivieren und zu unterstützen, zusammen spazieren oder in die Sauna zu gehen. Sehr schön ist es auch, wenn man mit dem Partner gemeinsam fastet und diesen empfindsamen Zustand nutzt, um schöne Gespräche und Momente zu teilen.

Wenn Sie allein fasten, kann es unter Umständen etwas mehr Disziplin abverlangen, aber wenn man fest entschlossen ist, geht es natürlich auch. Viele Menschen brauchen aber gerade beim Fasten jede Menge Zeit für sich und genießen das Alleinsein. Zwischendurch kann man sich ja dennoch mit einer Freundin auf einen gemeinsamen Teeplausch treffen. Wenn Sie kompletter Fasten-Neuling sind, wäre eine fastenerfahrene Person als Ansprechpartner sehr gut. Das kann durchaus auch ein Kontakt im Internet sein, z. B. über eine Fastengruppe auf Facebook oder ein Fastenforum wie das Unsere (forum.lanaprinzip.com).

QR-Code: Forum

Fasten im Alltag oder im Urlaub

Um zu fasten, muss man nicht grundsätzlich Urlaub nehmen. Ich kenne einige Menschen, die es sogar vorziehen, ihre Fastenkur in den normalen Arbeitsalltag zu legen. Sie sagen, dass die Ablenkungen des Alltags das Fasten erleichtern und man nicht so oft ans Essen denkt. Hier wird das Fasten als bloßer körperlicher Prozess verstanden, was auch in Ordnung ist, denn der Körper profitiert ungemein von der Essensauszeit. Doch es sei auch gesagt, dass das reine Nicht-Essen im Arbeitsalltag bei Weitem nicht das ausschöpft, was Fasten kann. Man lässt so vieles am Weg liegen, wenn man sich nicht auch seelisch auf das Fasten einlässt. Gerade dieser Aspekt bedeutet mir persönlich besonders viel. Für Matthias und mich kann eine Fastenkur auch eine Zeit des Aufräumens und der Innenschau sein. So oft im Leben haben wir wichtige Entscheidungen während des Fastens getroffen. Der Geist ist dabei meist unglaublich wach und klar – die eigene Lebenssituation liegt so offensichtlich vor einem und man nimmt etwaige Unordnung ganz deutlich wahr. Das geschieht allerdings nicht zwangsläufig beim Fasten, im normalen Arbeitsalltag ist es sogar eher unwahrscheinlich, wobei es natürlich auch auf die Art und das Ausmaß der Tätigkeit ankommt. Es ist im Übrigen nicht jeder Beruf fastenkompatibel. Wenn Sie schwere körperliche Arbeit verrichten oder sich keine Kreislauf- und Konzentrationsschwankungen leisten können (z. B. als GehirnchirurgIn, BusfahrerIn o. Ä.), sollten Sie nicht während der Arbeit fasten.

Ich selbst hatte einmal eine Fastenkur während meiner Arbeit als Lehrerin durchgeführt. Ich arbeitete damals an einer Ganztagsschule und kam erst abends nach Hause. Die Arbeit mit den Jugendlichen strengte mich während des Fastens sehr an, meine Nerven waren hypersensibel und das ist kein optimaler Zustand, wenn man 30 Pubertierende als Gegenüber hat.

Wenn Matthias und ich fasten, nehmen wir uns viel Zeit für uns selbst, halten uns ausgiebig in der Natur auf und reden und reflektieren sehr viel miteinander. Da wir selbstständig sind und hauptsächlich digital von zu Hause aus arbeiten, können wir unsere Arbeit auch gut in eine Fastenwoche integrieren.

Wenn Sie sich für das Fasten nicht extra Urlaub nehmen möchten, können Sie je nach Möglichkeit Ihre Fastenkur auch in eine Zeit legen, in der es in der Arbeit gerade ruhiger ist und Sie auch keine gesellschaftlichen Verpflichtungen haben.

Den ersten Fastentag, an dem in der Regel eine Darmentleerung mittels Abführmittel durchgeführt wird, sollten Sie aber aus nachvollziehbaren Gründen auf jeden Fall zu Hause in Ruhe verbringen. Somit wäre ein Wochenende der ideale Zeitpunkt für den Fastenbeginn.

Fasten zu Hause oder wo anders

Beim Fasten zu Hause gibt es einige Herausforderungen, derer Sie sich bewusst sein müssen. An erster Stelle sind da die Gewohnheiten und Rituale, die mit Ihrer vertrauten Umgebung und mit den vertrauten Menschen verknüpft sind. Wie geht es Ihnen, wenn Sie mehrmals täglich an Ihrem Kühlschrank vorbeigehen, Nahrungsmittel sehen und riechen, wenn Sie an den gemeinsamen Mahlzeiten nicht teilnehmen oder sehr wohl teilnehmen und nur einen Saft trinken? Viele Menschen, ich gehöre auch dazu, haben damit kein Problem. Manche kochen sogar für ihre Lieben während des Fastens.

Solange Sie von Ihrer Familie Verständnis für Ihre Fastenkur erfahren, ist es mit Disziplin und starkem Willen durchaus möglich, unter diesen Umständen zu fasten. Doch wenn Ihr Unterfangen schon im Vorfeld auf Ablehnung stößt, laufen Sie Gefahr, ständig mit missbilligenden Aussagen konfrontiert zu sein. Das kann die beste Motivation zerstören. Wenn solcherlei zu erwarten ist, wird eine Fastenkur auswärts mit Sicherheit angenehmer sein. Das kann in einem Fastenhotel/einer Fastenklinik sein, wo sie rundum versorgt werden oder aber in einem gemieteten Ferien-Apartment oder einer abgelegenen Berghütte, wo sie sich selbst versorgen und völlig in die Stille gehen können.

Matthias und ich machen zum Beispiel sehr gerne Fastenwanderungen. Wir suchen uns dabei eine mehrtägige Wanderroute mit entsprechenden Übernachtungsmöglichkeiten. So etwas braucht etwas Planungsarbeit im Vorfeld, aber umso schöner ist das Erlebnis, den ganzen Tag in der Natur zu sein, zu wandern und keinen Verpflichtungen nachkommen zu müssen.

Wie lange sollte man fasten?

Beim klassischen Heilfasten werden sehr gute Erfahrungen mit Kuren zwischen fünf und vierzehn Tagen gemacht. Natürlich kann man auch länger fasten, wenn es einem damit gut geht. Aber wie gesagt, sind dann zwischenzeitliche Check Ups beim Fastenarzt anzuraten.

Wenn Sie zum ersten Mal eine Fastenkur machen, sollten Sie sich nicht mehr als fünf bis sieben Fastentage vornehmen. Dazu kommen mindestens ein Entlastungstag davor und zwei bis drei Aufbautage danach.

Fastenkuren, bei denen gegessen wird, wie z. B. das Basenfasten oder die F.-X.-Mayr-Kur, können nach Rücksprache mit einem Arzt ohne Probleme über einige Wochen durchgeführt werden. Das Intervallfasten kann ohnehin permanent in den Alltag integriert werden.

Wie oft soll/darf man fasten?

Regelmäßiges Fasten kann die Gesundheit maßgeblich verbessern und zu einem nachhaltigen Gewichtsverlust beitragen. Zwei Fastenkuren pro Jahr scheinen hier ein guter Rhythmus zu sein. Wenn man Fastenerfahrung hat, spürt man ohnehin, wann es wieder Zeit für einen Großputz ist. Häufigere Fastenkuren könnten allerdings zehrend wirken und somit das Immunsystem schwächen. Das lässt sich aber nicht verallgemeinern. Manchen Menschen tut es durchaus gut, drei- oder viermal im Jahr für eine Woche zu fasten. Entscheidend sind hierbei Ihr persönliches Wohlbefinden und regelmäßige Gesundheitschecks beim Arzt.

Vorbereitung auf das Heilfasten

Es ist wichtig zu verstehen, dass der Prozess des Heilfastens mehr ist, als einfach ein paar Tage nicht zu essen. Sie bekommen nun wichtige Informationen über die Vorbereitung auf das Fasten, damit der Einstieg in die Fastenkur so sanft und angenehm wie möglich verläuft. Mit der richtigen Vorbereitung entlasten Sie den Körper schon vor Beginn des Fastens und können so etwaige Nebenwirkungen, welche die Umstellung auf den Fastenstoffwechsel mit sich bringen kann, vermeiden.

Checkliste für die Tage vor der Fastenkur

1. Zunächst sollten Sie unbedingt sicherstellen, dass keine Kontraindikationen bei Ihnen vorliegen. Lassen Sie sich ärztlich untersuchen und besprechen Sie mit dem Arzt Ihr Fastenvorhaben.

2. In der Woche vor Fastenbeginn sollten Sie keinen Alkohol trinken, dafür viel Wasser (2–3 Liter/Tag).
3. Reduzieren Sie Ihren Koffeinkonsum während dieser Woche – jeden Tag etwas mehr, sodass am Entlastungstag kein Kaffee mehr nötig ist. Bei abruptem Absetzen des Kaffees kann es zu unangenehmen Koffein-Entzugserscheinungen wie Kopfschmerzen kommen.
4. Reduzieren Sie in der Vorbereitungswoche tierische Produkte, essen Sie vermehrt basische Lebensmittel (Gemüse, Kartoffeln, Salate, Obst).
5. Machen Sie Spaziergänge oder Sport in der Natur und nehmen Sie zweimal die Woche ein Basenbad.
6. Auch Stressreduktion ist sehr anzuraten.
7. Besorgen Sie alles, was Sie für Ihren Entlastungstag und die Fastenkur benötigen (siehe Einkaufsliste).
8. Machen Sie eventuell Termine für Massagen oder andere Wellnessbehandlungen für die Fastenwoche aus.
9. Wenn Sie möchten, können Sie auch schon vor Fastenbeginn die Fastensuppe für die ganze Woche vorkochen und portionsweise einfrieren. Alternativ kann man die Suppe natürlich auch alle zwei bis drei Tage frisch kochen und im Kühlschrank aufbewahren. Mein Rezept finden Sie gleich hier im Anschluss an die Einkaufsliste.

Einkaufsliste für Ihre Fastenkur

Viele Begriffe wie z. B. Fastensuppe, Darmentleerung, Einlauf und Leberwickel werden selbstverständlich im weiteren Buchverlauf noch genau erklärt.

- Obst und Gemüse für die frisch gepressten Säfte, die man zu Mittag zu sich nimmt – auch frischen Ingwer einkaufen, denn der kann bei Kreislaufproblemen während des Fastens mit seiner anregenden Wirkung helfen. Außerdem hat er auch eine stark entgiftende Wirkung. Optimalerweise sollten die Säfte frisch gepresst sein, ansonsten gute fertige Bio-Säfte im Bioladen kaufen. Rezeptbeispiele für frisch gepresste Säfte finden Sie im Rezeptteil (Kapitel 5).
- Falls Sie keinen Entsafter zu Hause haben, sollten Sie sich ein entsprechendes Gerät zulegen.

- Gemüse für das Kochen der Fastensuppe (siehe nachfolgendes Rezept)
- Kräutertees; es gibt gute Fastenteemischungen im Reformhaus oder in der Apotheke
- ein Mittel für die Darmentleerung wie z. B. Glaubersalz, Rizinusöl oder Abführtee
- ein Einlaufgerät (Irrigator); am leichtesten über das Internet zu bestellen
- Wärmflasche, Handtuch, großes Badetuch oder Leintuch für die Durchführung des Leberwickels
- Basisch-mineralisches Badesalz für Vollbad oder Fußbad zur unterstützenden Entgiftung über die Haut
- Massagehandschuh oder Massagebürste für durchblutungsfördernde Trockenmassagen; dies unterstützt ebenfalls die Haut bei der Entgiftung.

Bitte achten Sie darauf, Obst, Gemüse und Tees aus biologischem Anbau zu kaufen. Denn gerade beim Fasten sollte man so wenig Schadstoffe wie möglich zu sich nehmen.

Die Fastensuppe

Die Fastensuppe ist ein Gemüsesud, den Sie mit Gemüse Ihrer Wahl zubereiten. Einerseits dient die Fastensuppe als wichtiger Basenlieferant während des Fastens und andererseits nimmt man durch das Löffeln der Suppe eine warme Mahlzeit zu sich, was ein schönes und gewohntes Ritual jeden Abend darstellt.

Sie brauchen dazu nur Wasser, viel Bio-Gemüse sowie Kräuter und eventuell ein wenig naturbelassenes Salz. Der daraus zubereitete basische Gemüsesud liefert Ihnen während des Fastens wertvolle Mineralstoffe, die unter anderem das Entgiften und Entsäuern unterstützen.

Rezept für eine Fastensuppe

Mein Tipp: Ich koche zu Beginn der Entlastungstage einen großen Topf Suppe und friere sie dann portionsweise ein, sodass ich an jedem Fastentag ca. 300–400 ml auftauen kann. Dazu braucht man natürlich einen sehr großen Kochtopf. Das abgeseihte Gemüse können Sie an den Entlastungstagen theoretisch essen, allerdings dürfen Sie geschmacklich nicht zu viel von dem ausgekochten Gemüse erwarten. Mit ein wenig Kräutersalz und Olivenöl kann man zumindest einen Teil davon vor dem Komposthaufen retten. (Seit wir Hühner haben, habe ich kein schlechtes Gewissen mehr, dass ich das Suppengemüse nicht essen mag.)

Verwenden Sie Gemüse Ihrer Wahl; die angegebenen Zutaten sind nur ein Beispiel. Es reicht auch, wenn Sie einige wenige Gemüsesorten aus meinen Vorschlägen aussuchen, wie z. B. Karotten, Sellerie und Zwiebeln plus Petersilie und Kümmel.

QR-Code: Fastensuppe Video

Eine Fastensuppe deluxe koche ich in diesem Video: https://lana.li/hfb3. Dabei zeige ich auch mein Vorgehen mit dem portionsweisen Einfrieren.

DIE BIO-ZUTATEN

Das Rezept ist für 7 Portionen á ca. 400 ml. Auf drei Liter Wasser kommen etwa zwei Kilogramm Gemüse, sodass das Gemüse gerade vom Wasser bedeckt ist.

Auswahl an Gemüse: Karotten, Fenchelknolle, Sellerie, rote Rüben, Porree, Pastinaken oder Petersilienwurzeln, Brokkoli, Blumenkohl, Süßkartoffeln, Zucchini, Zwiebeln, Paprika

Empfehlenswerte Kräuter (frisch oder getrocknet) und Gewürze: Lorbeerblatt, Liebstöckel, Petersilie, Schnittlauch, Löwenzahn, Brennnessel, Koriander, Kümmel, Fenchelsamen, Pfefferkörner

Ich werde oft gefragt, ob Salz in der Fastensuppe erlaubt ist. Gegen eine Prise Natursalz ist nichts einzuwenden, zumal es die Suppe gleich viel schmackhafter macht. Außerdem haben Menschen mit niedrigem Blutdruck beim Fasten weniger Kreislaufprobleme, wenn sie etwas natürliches Salz zu sich nehmen.

DIE ZUBEREITUNG

Gemüse grob schneiden und mit den Gewürzen im kalten Wasser zustellen. Zum Kochen bringen und eine halbe Stunde auf kleiner Flamme köcheln lassen.

Nun die grob geschnittenen Kräuter bzw. die getrockneten Kräuter in die Suppe einrühren, den Herd ausschalten und die Suppe zugedeckt stehen lassen, bis sie ausgekühlt ist. So gehen noch weitere Inhaltsstoffe vom Gemüse ins Wasser über.

Die Suppe abseihen, auf 7 Portionen aufteilen und einfrieren. Ich verwende als Behältnis z. B. Schraubgläser von 400 ml. Bitte bedenken, dass sich Flüssigkeit beim Einfrieren ausdehnt – also das Glas nicht ganz voll machen.

Im Kühlschrank hält die Suppe zumindest 3 Tage, das heißt für die ersten Fastentage kann man die Suppe auch einfach im Kühlschrank lagern und muss sie nicht einfrieren.

FASTENSUPPE SCHNELL GEMACHT

Mir ist bewusst, dass das Suppenkochen etwas Aufwand bedeutet und nicht jedermanns Sache ist. Deshalb möchte ich Ihnen eine sehr schnelle und trotzdem gute und empfehlenswerte Möglichkeit, eine Fastensuppe zuzubereiten, nicht vorenthalten. Es gibt Bio-Gemüse-Kräutersäckchen, die wie Teebeutel zu benutzen sind und mit denen man ruck zuck eine richtige Fastensuppe zubereiten kann. Hier kann man zwischen unterschiedlichen Sorten wählen, wobei jede eine etwas andere Zusammensetzung von Gemüse und Kräutern beinhaltet. Das ist perfekt, wenn man die Abwechslung mag.

Fertiges Suppenpulver hat meist zu viel Salz, als dass man es als alleinige Alternative zur selbstgekochten Fastensuppe verwenden könnte. Allerdings kann man durchaus eine Prise eines guten Bio-Suppenpulvers zur geschmacklichen Aufwertung in die Fastensuppe oder den Gemüsetee geben.

Aufbau einer Heilfastenkur

Hier sehen Sie einen Überblick über den Aufbau einer Heilfastenkur. Die detaillierten Ausführungen zu den einzelnen Tagen finden Sie im Anschluss.

Der Überblick

Mindestens ein Entlastungstag

Für den Verlauf Ihrer Fastenkur macht es einen haushohen Unterschied, wie Sie Ihren Körper und Ihren Geist auf die Nahrungskarenz vorbereiten. An den ein bis zwei Entlastungstagen, die das Fasten einleiten, isst man nur leicht verdauliche Schonkost und setzt den Kaffee ab.

Erster Fastentag mit Darmentleerung

Der erste Fastentag beginnt traditionell mit einer Darmentleerung. Wenn man zu essen aufhört und von oben nichts mehr nachschiebt, ist es ratsam, den noch im Darm befindlichen Stuhl mit dem Hilfsmittel Ihrer Wahl nach draußen zu befördern. Ansonsten würde der Stuhl sehr lange im Darm verweilen und es kann so zu einer Art Rückvergiftung kommen. Außerdem ist die Darmentleerung für den Körper gewissermaßen ein Startschuss, der das Hungergefühl stark reduziert bzw. es bei den meisten Menschen ganz zum Verschwinden bringt. Nach der Darmentleerung verläuft der Tag gleich wie die folgenden Fastentage.

Ab dem zweiten Fastentag

Beim Heilfasten nehmen Sie lediglich Gemüsebrühe, Obst- und Gemüsesäfte, Tees und vor allem Wasser zu sich. Bei bestimmten Beschwerden mit Kreislauf oder Magen sind auch Honig und Haferschleim vorgesehen. Es gibt zusätzlich einige Fastenmaßnahmen, die das Wohlbefinden sowie die Entgiftungsleistung der Organe unterstützen. Dazu gehören Bewegung, der Leberwickel, das Basenbad, der Einlauf und einige mehr.

Fastenbrechen und Aufbautage

In der letzten Phase Ihrer Fastenkur müssen Sie Ihre Verdauungsorgane wieder an die Nahrungsaufnahme gewöhnen. Würden Sie sofort wieder „normal" essen, würden Sie Ihre Verdauungsorgane überfordern. Man isst wie am Entlastungstag leichte Speisen und steigert die Mengen langsam von Tag zu Tag.

Der Entlastungstag

Dieser Tag ist das absolute Minimum, das an Vorbereitung auf das Fasten eingehalten werden sollte. Dabei gönnt man sich etwas Ruhe, trinkt viel Wasser und nimmt ausleitende Schonkost zu sich, die den Organismus entlastet und auf die bevorstehenden Fastentage einstimmt.

Wenn Sie für gewöhnlich sehr kalorienreich bzw. viele tierische Lebensmittel essen, regelmäßig Alkohol, Nikotin, Kaffee und Süßigkeiten konsumieren, sollten Sie bereits einige Tage vor Fastenbeginn wie bereits beschrieben mit der Reduktion all dieser Dinge beginnen, um einen möglichst sanften Einstieg ins Fasten zu haben. Ermöglichen Sie Ihrem Körper eine sukzessive Entlastung, reduzieren Sie Tag für Tag die Mengen.

Wie der Einstieg ins Fasten verläuft, ist sehr stark von Ihrer Ausgangssituation und Ihrer inneren Einstellung abhängig. Wenn Sie direkt aus der Alltagshektik ins Fasten gehen, brauchen Körper und Psyche in der Regel länger, um sich umzustellen. Wenn es Ihnen nicht möglich ist, mehrere Tage der Vorbereitung einzuhalten, ist es zumindest ratsam, ein bis zwei Entlastungstage direkt vor Fastenbeginn einzuschalten.

Entlastungstage sorgen auch dafür, dass sich beim Fasten im Darm nur noch leicht abbaubare Nahrungsbestandteile befinden, die nicht faulen und gären, wenn sich die Darmtätigkeit beim Fasten verringert. Tierisches Eiweiß (Fleisch, Milch, Eier, Fisch), zuckerhaltige Nahrungsmittel und Brot können Blähungen und Unwohlsein verursachen, wenn sie länger im Darm liegen bleiben. Wir machen zwar am Beginn der Fastenkur eine Darmentleerung, aber in den meisten Fällen dauert es einige Tage, bis der Darm tatsächlich leer ist. Dazu später mehr.

Was esse ich am Entlastungstag?

- An diesem Tag isst man bewusst weniger und lässt alle Genussmittel wie Kaffee, Alkohol und Nikotin weg.
- Geeignete Lebensmittel sind gedünstetes Gemüse, Naturreis, Kartoffeln und Obst. Salz wird sehr sparsam verwendet.
- Kauen Sie achtsam und ausreichend lange.
- Vermeiden Sie an diesem Tag tierische Produkte, Brot und Süßigkeiten.
- Trinken Sie mehr als sonst, insgesamt 2–3 Liter Flüssigkeit: Wasser, Kräutertees, stark verdünnte Obst- und Gemüsesäfte, aber keine gezuckerten Limonaden.

Wenn Sie den Kaffee in den letzten Tagen noch nicht reduziert haben sollten, dann können Sie noch eine Tasse trinken – schwarz oder mit pflanzlichem Milchersatz wie Mandel-, Hafer- oder Sojadrink. Ein abruptes Absetzen von Kaffee kann wie gesagt schreckliche Kopfschmerzen verursachen.

Beispiel für einen Essensplan am Entlastungstag

AM MORGEN:

- eine große Tasse Kräutertee, am besten eine gute Fastentee-Mischung
- 15 Minuten später ein Stück frisches Obst der Saison und einen Haferbrei

Zubereitung: 60 g Haferflocken und 250 ml Hafermilch mit einer Prise Natursalz 10 Minuten köcheln lassen, dabei immer wieder umrühren, damit der Brei nicht anbrennt. Dann vom Herd nehmen, Deckel draufgeben und noch 10 Minuten ziehen lassen. Gerne mit etwas Zimt und einem TL Honig verfeinern.

ZU MITTAG:

- 50 g Naturreis (trocken gewogen) mit 200 g gedünstetem Gemüse der Saison, Kräutern und nur wenig Natursalz
- Oder Frischkostsalat der Saison, zum Beispiel Blattsalat, Gurke, Karotte, rote Rüben etc. Zubereitung mit Kräutern, etwas Natursalz, Apfelessig und hochwertigem Lein- oder Olivenöl

AM ABEND:

- 2–3 mittelgroße gekochte Kartoffeln mit wenig Natursalz und hochwertigem Olivenöl dazu 200 g gedünstetes Gemüse (einfach zu Mittag etwas mehr kochen und am Abend aufwärmen). Man kann auch zu Mittag vom Reis die doppelte Menge kochen und statt der Kartoffeln abends essen.
- Oder einen Bananen-Beeren-Smoothie: eine kleine Banane, 100 g Beerenmischung (z. B. Heidelbeeren, Himbeeren etc., gerne auch tiefgekühlt) und 200 ml Mandelmilch (oder eine andere Pflanzenmilch) im Mixer oder mit einem Pürierstab zu einem Smoothie verarbeiten.

Wichtig: zwischen den Mahlzeiten immer viel trinken. Wenn Sie direkt zu den Mahlzeiten trinken, verdünnen Sie die Verdauungssäfte, was sich negativ auf die Verdauung auswirken kann.

Diese leichten Mahlzeiten entwässern den Körper und entlasten die Verdauungsorgane. Das ist einerseits eine optimale Fastenvorbereitung und andererseits auch als Entlastung im Alltag gut einzusetzen, z. B. an einem Tag in der Woche. Sie können auch einen Smoothie- oder Suppentag als Entlastungstag machen. Einfach am Morgen 750 ml Smoothie oder Suppe zubereiten und dann dreimal am Tag 250 ml davon zu sich nehmen. Geeignete Rezepte dafür finden Sie im Rezeptteil.

Erster Fastentag

Der erste Fastentag unterscheidet sich etwas von den restlichen Kurtagen. Es wird am Morgen dieses Tages üblicherweise eine Darmentleerung durchgeführt, die durch ein oral eingenommenes Abführmittel eingeleitet wird. Dies kann zu leichten Kreislaufbeschwerden führen, daher gönnen Sie sich an diesem Tag etwas Schonung und bleiben Sie zu Hause. An den übrigen Fastentagen werden Einläufe empfohlen (dazu mehr im Anschluss).

Ohne Nahrungszufuhr beginnt Ihr Körper nun mit der Umstellung: Ihr Stoffwechsel schaltet auf Ernährung von innen um, von nun an leben Sie aus sich selbst. Am ersten Tag werden die Kohlenhydratreserven aus der Leber aufgebraucht, bevor es ab dem zweiten Tag ans Fett geht. Außerdem beginnt der Insulinspiegel zu sinken, der Körper entwässert stark und das wiederum senkt bereits den Blutdruck.

Es kann jetzt auch zu den bereits erwähnten anfänglichen Fastenbeschwerden wie Kopfschmerzen, Rückenschmerzen, Hunger usw. kommen. Meine Tipps dazu lesen Sie ab Seite 59.

Tagesablauf am ersten Fastentag

Dieser Tagesplan dient als Anhaltspunkt für Fasteneinsteiger und kann je nach Erfahrung auf die individuellen Bedürfnisse adaptiert werden. Die einzelnen unterstützenden Maßnahmen werden später noch erklärt.

Was ist in der Früh zu tun?

- Einstieg in das Fasten mit der Einnahme eines Abführmittels Ihrer Wahl (siehe nachfolgend). Danach trinken Sie Wasser und Kräutertee.
- Zur Förderung der Darmentleerung machen Sie leichte Bewegungen zu Hause in der Nähe einer Toilette (z. B. Gymnastik) sowie eine Bauchmassage im Uhrzeigersinn. Je nach Art und Dosierung des Abführmittels kann die Entleerung nach 30 Minuten oder aber erst nach einigen Stunden eintreten. Sie kann in Form eines normalen Stuhlgangs geschehen oder in mehrfachen Durchfallschüben. Das ist sehr individuell.

Vorgehensweise zu Mittag

- Bereiten Sie sich einen frisch gepressten Obst- und/oder Gemüsesaft zu (ca. 250 ml) und genießen Sie ihn in kleinen Schlucken. Ersatzweise können Sie auch einen fertigen Bio-Saft aus dem Reformhaus zu sich nehmen.
- Machen Sie einen Leberwickel (siehe S. 65 ff.). Legen Sie sich dazu an einen ruhigen Ort und gönnen Sie sich eine Stunde Ruhe.
- Trinken Sie weiterhin reichlich Wasser und Tee. Die Tagesmenge sollte heute 3 Liter betragen, da Sie durch das Abführmittel unter Umständen viel Wasser mit ausscheiden.

- Gehen Sie diesen Tag ruhig an, lesen Sie, faulenzen Sie, hören Sie Musik. Wenn Sie das Gefühl haben, dass die Darmentleerung abgeschlossen ist, können Sie einen kleinen Spaziergang machen, aber muten Sie sich nicht zu viel zu.

Ausklang am Abend

- Setzen Sie sich zum Abendmahl und löffeln Sie genüsslich Ihre heiße Fastensuppe.
- Ruhen Sie danach, und wenn Sie mögen, machen Sie Entspannungsübungen.

Tipps für die Nacht

- Vor dem Schlafengehen können Sie auch noch eine kleine Tasse eines beruhigenden Tees trinken (z. B. Melisse, Lavendel, Hopfen). Manche Fastende berichten von unruhigem Schlaf, bei anderen wiederum fördert das Fasten die Schlafqualität.
- Öffnen Sie das Fenster im Schlafzimmer, sofern Sie nicht an einer vielbefahrenen Straße wohnen.
- Sorgen Sie für warme Füße (Wärmflasche).

Die Darmentleerung

In der europäischen Heilfastentradition wird eine Fastenkur immer von Maßnahmen der Darmreinigung begleitet. Wenn man nämlich zu essen aufhört, arbeitet bei den meisten Menschen der Darm nicht mehr wie gewohnt und Essenreste aus den Tagen vor dem Fasten bleiben im Dickdarm liegen. Das fühlt sich nicht besonders gut an und kann unter Umständen zu Blähungen führen. Hingegen ist es ein sehr angenehmes Gefühl, wenn der Darm leer ist. Man hat auf diese Weise auch weniger Hunger und das Fasten fällt leichter.

Fasten ist grundsätzlich auch ohne eine Darmentleerung möglich. Das zeigt uns die Fastenszene in den USA. Dort ist es (noch?) ein Tabu-Thema und wird somit ausgespart. Die Menschen profitieren aber trotzdem von den vielen Fasteneffekten und kennen es einfach nicht anders.

Wenn man vor dem Fasten einige Entlastungstage einhält, ist die Rückvergiftung der im Darm verbleibenden Nahrungsbestandteile kein großes Thema. Wenn man hingegen einen Tag vor Fastenbeginn ein Steak verdrückt, fault und gärt dieses eine Woche lang im Dickdarm vor sich hin und produziert Giftstoffe. Nicht gut!

Zum Thema, ob eine Darmentleerung beim Fasten notwendig ist oder nicht, habe ich den renommierten Fastenforscher und Fastenarzt Prof. Dr. Andreas Michalsen interviewt. Hier finden Sie das Video dazu: https://lana.li/hfb4

QR-Code Interview

Man muss aber auch sagen, dass manche Menschen auch während des Fastens Stuhlgang haben und der Darm die Nahrungsreste von selbst nach draußen befördert. In diesem Fall ist ohnehin keine zusätzliche Darmreinigung nötig. Wenn Sie nicht wissen, ob das bei Ihnen der Fall ist, können Sie mit der Darmentleerung so lange warten, bis Sie keinen Stuhlgang mehr haben.

Geeignete Abführmittel

Für das anfängliche Abführen gibt es vielerlei Möglichkeiten. Bei einem empfindlichen Darm sind auf jeden Fall zuerst die sanfteren Methoden zu bevorzugen, die man auch miteinander kombinieren kann. Ich selbst habe mich durch etliche Varianten von Abführmitteln zur Darmreinigung probiert und bin schlussendlich bei meinen persönlichen Favoriten angekommen. Im Folgenden stelle ich Ihnen alle gängigen sanften und starken Abführmethoden vor und verrate Ihnen jeweils meine persönlichen Erfahrungen damit.

Sanfte Abführmittel zur Darmentleerung

Flohsamenschalen

Einen Esslöffel davon in 300 ml lauwarmes Wasser einrühren und zügig trinken (wenn Sie zu lange warten, geliert das Getränk). Gleich noch Wasser nachtrinken, damit Sie mindestens auf einen halben Liter kommen. Die große Flüssigkeitsmenge ist deshalb so wichtig, da Flohsamenschalen bei zu wenig Flüssigkeitszufuhr genau das Gegenteil bewirken – sie stopfen. Danach trinken Sie alle 30 Minuten ein Glas Wasser oder Zitronenwasser. Menschen mit sehr empfindlichem Darm können die Darmentleerung beim

Fasten mit Flohsamenschalen in Kombination mit Einläufen ohne Weiteres durchführen. Ich selbst mache das meistens genau so. Es dauert dann zwei bis drei Tage, bis der Darm leer ist.

Was meine eigene Verdauung betrifft, war ich immer eher auf der trägen Seite, bis mir jemand Flohsamenschalen empfohlen hat. Ich nehme im Alltag jeden Tag morgens einen Esslöffel davon mit viel Wasser ein. Manche Menschen trinken Wasser mit Flohsamenschalen vor dem Essen, da sie im Magen aufquellen und man dadurch weniger isst. Ich rate jedoch davon ab, denn wie bereits erwähnt, verdünnt man mit großen Trinkmengen direkt vor, zum oder nach dem Essen die Verdauungssäfte, und das kann die Verdauungsleistung verringern.

Flohsamenschalen bekommt man in Bio-Qualität in jedem Reformhaus, im Internet und mittlerweile auch schon in vielen Supermärkten.

Apfelessig

Geben Sie 2 EL Bio-Apfelessig in etwa 400 ml Wasser (je nach Belieben warmes oder kaltes) und trinken Sie es schluckweise. Im Laufe der nächsten Stunden trinken Sie ca. einen halben Liter Wasser oder Kräutertee nach. Wenn keine Wirkung eintritt, kann der Vorgang nach 3 Stunden wiederholt werden.

Der Apfelessig ist für mich und meinen Mann auch ein treuer Begleiter im Alltag. Er wirkt sich positiv auf den Blutzuckerspiegel aus und hemmt den Appetit auf Süßes. Wir trinken zweimal am Tag ein Glas Wasser mit 2TL Apfelessig – am besten vor dem Essen.

Zitronenwasser

Pressen Sie den Saft einer halben Zitrone in lauwarmes Wasser (ca. ein halber Liter) und trinken Sie dieses in einem für Sie angenehmen Tempo auf nüchternen Magen. Wiederholen Sie dies nach einer Stunde.

Sauerkrautsaft

Sauerkrautsaft ist reich an Vitamin C und Milchsäure. Er ist kalorienarm, ballaststoffreich und verdauungsfördernd. Trinken Sie zur Darmentleerung gleich nach dem Aufstehen 1–2 Gläser Sauerkrautsaft, je nach Belieben auch verdünnt auf 3 Gläser. Sollte im Laufe des Vormittags keine merkliche Wirkung eintreten, können Sie nochmals zwei Gläser trinken. Wer noch nie

Sauerkrautsaft getrunken hat, sollte zuerst mit kleinen Mengen ausprobieren, ob der Saft bekömmlich ist. Manche Menschen, so wie ich, bekommen davon Bauchkrämpfe.

Brottrunk

Fermentierte Säfte wie der Brottrunk fördern die Entgiftung und Entschlackung, binden überschüssige Säuren im Körper und scheiden diese aus. Manche Menschen trinken ein kleines Glas Brottrunk täglich während der gesamten Fastenzeit hindurch. Für mich ist das nicht ideal, da der Brottrunk in meinem Darm etwas Unruhe stiftet.

Zum Abführen mit Brottrunk: Starten Sie am ersten Tag mit einem Glas (ca. 250 ml) und falls Sie im Laufe des Vormittags keine Wirkung spüren, trinken Sie zu Mittag noch ein zweites.

Bei einer kurmäßigen Anwendung auch abseits des Fastens reinigt der Brottrunk den Darm und stärkt das Immunsystem. Er kann auch positiv wirken bei Neurodermitis und Schuppenflechte sowie bei zu hohem Cholesterin- und Blutzuckerspiegel.

Pflaumensaft

Eine sehr angenehme und wohlschmeckende Möglichkeit der Darmentleerung bietet der Pflaumensaft. Trinken Sie 250 ml mit der gleichen Menge Wasser verdünnt gleich nach dem Aufstehen und viel Wasser während des restlichen Vormittags. Pflaumensaft eignet sich auch hervorragend, um ihn während der gesamten Fastenzeit in die tägliche Saftmahlzeit zu integrieren. Er stabilisiert den Blutzuckerspiegel und hilft, den Säure-Basen-Haushalt im Körper auszugleichen.

Stärkere Abführmittel zur Darmentleerung

Achtung: Bei Empfängnisschutz durch die Anti-Baby-Pille: Nach der Einnahme der Anti-Baby-Pille sollten mindestens 4 Stunden bis zur Einnahme des Abführmittels vergehen, ansonsten kann der Empfängnisschutz beeinträchtigt sein.

Glaubersalz

Das Abführen am ersten Fastentag wird auch häufig „Glaubern" genannt, womit nichts anderes gemeint ist als die Darmentleerung mittels Glaubersalzes (chemisch Natriumsulfat) in Wasser aufgelöst, dem bekanntesten Mittel zum Fastenstart. Die Salzlösung bindet im Darm durch Osmose Wasser, wodurch sich der Flüssigkeitsanteil im Darm stark erhöht. Durch diese Volumenerhöhung wird der Stuhldrang ausgelöst. Glaubersalz ist nicht gerade ein Genuss. Am besten, Sie halten zusätzlich ein Glas (Zitronen-)Wasser oder Pfefferminztee bereit, um den sehr salzigen Geschmack wegzuspülen.

Anwendung: Es werden 20–30 g (1–2 EL) Glaubersalz in ½ Liter warmem Wasser aufgelöst und innerhalb von 15 Minuten getrunken. Die Wirkung kann je nach Dosierung und Empfindlichkeit schon nach 30 Minuten eintreten oder auch erst nach einigen Stunden (bis zu 10 Stunden). Manche Menschen reagieren auch schon bei 1 Teelöffel auf ¼ Liter Wasser mit dem erwünschten Effekt. Bei 1 TL wäre die Verdünnung mit ½ Liter Wasser zu stark und es könnte dadurch die gewünschte Wirkung ausbleiben. Nach der eingesetzten Wirkung, also der Entleerung, ist es unbedingt notwendig, viel zu trinken. Je nachdem wie stark die Wirkung ist (von normalem Stuhlgang bis hin zu Durchfall) kann der Körper mehr oder weniger viel Wasser verlieren. Bei nicht ausreichender Wasserversorgung gerade zu Fastenbeginn wären sehr wahrscheinlich heftige Kopfschmerzen die Folge.

Für mich persönlich ist Glaubersalz alles andere als ideal. Mein Bauch fühlt sich danach immer heiß und krampfig an. Aus Gesprächen mit anderen Fastenden weiß ich allerdings, dass es von vielen gut vertragen wird und sie das Gefühl der raschen und gründlichen Darmentleerung zu Beginn des Fastens sehr schätzen und nicht missen wollen. Sie berichten auch, dass durch diese massive Intervention das Hungergefühl völlig verfliegt. Das heißt also, Sie können es nur selbst ausprobieren, ob Sie zu den Glaubersalzliebhabern gehören oder es zu heftig empfinden. Glaubersalz ist in jeder Apotheke erhältlich.

Bittersalz

Bei der Anwendung von Bittersalz (chemisch Magnesiumsulfat) als Abführmittel ist das Resultat dasselbe wie bei Glaubersalz, allerdings gibt es in der Naturheilkunde einen Unterschied, wie diese Salze sonst noch eingesetzt werden. Das Bittersalz kommt eher bei Darmproblemen zur Anwendung, wohingegen bei Leberproblemen oder Gallestörungen das Glaubersalz in Frage kommt. Zum Zwecke der Darmentleerung wirken beide gleich abführend und schmecken auch ähnlich schlimm. Es gibt allerdings

Menschen, die Glaubersalz nicht mögen, allerdings mit Bittersalz sehr gut zurechtkommen.

Anwendung: Siehe Glaubersalz. Auch in jeder Apotheke erhältlich.

F. X. Passagesalz

Das F. X. Passagesalz besteht zu etwa 30 % aus Magnesiumsulfat, also Bittersalz. Der Rest sind Hilfsstoffe zur Geschmacksverbesserung und leichteren Einnahme. Im Vergleich zum puren Bitter- oder Glaubersalz schmeckt dieses Abführmittel wesentlich angenehmer und die Wirkung ist auch etwas milder. Es hat geschmackliche Ähnlichkeit mit einer Vitamin-Brausetablette, da es mit Zitronensäure, Orangen-Aroma und Saccharin-Natrium angereichert ist.

Mir persönlich sind die Aromen, Süßungs- und Säuerungsmittel generell nicht sonderlich sympathisch, weshalb ich persönlich darauf verzichte. Ich hatte Passagesalz einmal ausprobiert und war jedenfalls mit der Wirkung sehr zufrieden.

Anwendung: Bis zu 2 EL werden in Wasser (max. ½ Liter) aufgelöst und am Morgen schluckweise getrunken. Auch hier ist die Menge sehr individuell. Bei empfindlichem Darm lieber mit geringer Menge (2 TL auf ¼ Liter Wasser) beginnen. Das Passagesalz ist in jeder Apotheke erhältlich.

Rizinusöl

Rizinusöl ist seit 4000 Jahren als Abführmittel bekannt. Es ist immer dann angebracht, wenn es sich nicht um chronische Verstopfung handelt, sondern um eine vorübergehende, die aber trotzdem behandelt werden muss. Rizinusöl wirkt im Dünndarm und macht die Darmwände gleitfähig. Es bewirkt ca. zwei bis drei Stunden nach der Einnahme eine breiförmige Entleerung und ist auch bei einer etwaigen Darmentzündung ein geeignetes Mittel (mit dem Arzt besprechen).

Früher gab man Rizinusöl vor allem bei Wurmkuren. Manchmal ist es in einem Wehencocktail enthalten und bewirkt vor der Geburt eine Darmentleerung. Während der Schwangerschaft darf man es nicht nehmen, da das Rizinusöl Gebärmutterkontraktionen auslösen kann.

Anwendung: 1–3 Esslöffel mit viel warmem Wasser am Morgen einnehmen und auch den restlichen Tag viel trinken. Bei mir persönlich wirken 3 EL am besten. Rizinusöl ist in jeder Apotheke erhältlich.

Auf Rizinusöl stieß ich, als ich nach Alternativen zum Glaubersalz suchte. Ich nahm es einige Male zum Fastenstart und war höchst zufrieden, da es zu einer schnellen und effektiven Entleerung führte, die bei mir krampflos und unproblematisch vonstattenging. Leider kam es nach etwa 3 bis 4 Fastenkuren mit Rizinusöl zu dem Effekt, dass ich das dicke Öl nicht mehr schlucken konnte – auch nicht in Mischungen. Mir wurde unglaublich übel, und auch wenn ich jetzt nur daran denke, löst es bei mir einen Würgereiz aus. Somit musste ich dieses großartige Abführmittel für mich leider an den Nagel hängen. Ich habe allerdings die Hoffnung, dass es irgendwann wieder geht. Bei Rizinusöl ist auf gute Qualität zu achten. Sagen Sie beim Kauf in der Apotheke dazu, dass es kaltgepresst sein soll. Ansonsten kann man es so wie jedes andere der angeführten Abführmittel im Internet bestellen.

Abführtee

Ein Abführtee aus der Apotheke beinhaltet meist die Wirkstoffe Sennesblätter und Faulbaumrinde. Diese werden allgemein gut vertragen, wirken effektiv, allerdings setzt die abführende Wirkung erst nach 5–8 Stunden ein.

Für den Dauergebrauch sind diese Pflanzen nicht gedacht, aber das gilt für so ziemlich jedes der starken Abführmittel. Sie können nämlich den Elektrolythaushalt durcheinanderbringen. In der Schwangerschaft und Stillzeit darf der Tee nicht getrunken werden.

Anwendung: Ein bis zwei Teebeutel mit 200 bis 400 ml heißem Wasser übergießen und 15 Minuten ziehen lassen. Schluckweise trinken, gerne mit etwas Zitrone. Der Tee schmeckt recht angenehm.

Unter den starken Abführmitteln ist dieser Tee mein absoluter Liebling. Man hat das Gefühl des effektiven Durchputzens, aber dennoch auf eine mildere Art als z. B. mit dem Glaubersalz. Wie gesagt, ist hier eine längere Inkubationszeit zu erwarten. Das heißt, beim Einnehmen am Morgen darf man sich an diesem Tag nichts vornehmen, das weit von einer Toilette entfernt ist. Wobei das auch für die Einnahme der anderen Mittel gilt. Meist tritt irgendwann am Nachmittag die Wirkung des Tees ein. Er ist in den meisten Apotheken von unterschiedlichen Herstellern erhältlich (Dr. Kottas, Sidroga etc.).

Der Einlauf zur Darmreinigung während der Fastenkur

In der Volksmedizin hatte der Einlauf schon seit jeher einen sehr hohen Stellenwert und noch bei unseren Groß- und Urgroßeltern fehlte er selten in der Hausapotheke, wo er unter anderem bei Grippe, Magen-Darmproblemen, Kopfschmerzen und „Kater" zum Einsatz kam.

Beim Heilfasten ist der Einlauf aus folgenden Gründen zu empfehlen:

Auch wenn man am ersten Fastentag ein Abführmittel wie Glaubersalz einnimmt, wird damit in der Regel nicht der gesamte Darminhalt ausgeschieden. Es verbleiben also noch Stuhlreste im Darm. Der Dünndarm ist schnell leer, denn er befördert die Nahrung in den Dickdarm weiter. Dieser allerdings arbeitet beim Fasten meistens nur sehr bedingt.

Dazu kommt, dass der fastende Organismus ununterbrochen Abfall- und Eiweißzerfallsprodukte in den Darm abschiebt – ein ständiger Prozess der Reinigung. Wird der Dickdarm nicht regelmäßig ausgespült, so sammeln sich diese Ausscheidungsprodukte dort und es kann zu einer Rückvergiftung kommen. Dies kann Kopfschmerzen oder sonstige Beschwerden verursachen. Der Einlauf ist also ein wichtiger Faktor zur Reinigung des Dickdarms. Das eingefüllte Wasser füllt den Darm und setzt somit die Darmperistaltik in Gang. Der Darminhalt wird herausgelöst und auf schonende Weise abtransportiert. Der Einlauf wird ab dem zweiten Fastentag mindestens jeden zweiten Tag der Kur durchgeführt.

Für mich ist der Einlauf beim Fasten einfach unverzichtbar. Er macht es so viel angenehmer und ist auch ein sehr wirksames Erste-Hilfe-Mittel bei Kopfschmerzen oder anderen Fastenbeschwerden. Meistens verzichte ich auf die Erstentleerung mittels Abführmittel und arbeite vom ersten Tag an ausschließlich mit dem Einlauf. Das ist die schonendste Variante für den Darm.

Wie funktioniert ein Einlauf?

Das Einlaufgerät, auch Irrigator genannt (lat. irrigare = bespülen), besteht aus einem Wasserbehälter (Füllmenge 1 oder 2 Liter), einem 1 bis 2 Meter langen und 1 cm dicken Wasserschlauch mit Klemme und einem Aufsatz (Tülle) aus darmfreundlichem Kunststoffmaterial. Der Wasserbehälter kann entweder aus Hartplastik, Edelstahl oder aus geschmeidigem, zusammenlegbarem Kunststoffmaterial (Reiseirrigator – ideal für Fastenwanderungen) sein. Erhältlich sind Einlaufgeräte in Sanitätshäusern, Apotheken oder im Internet.

Einen Einlauf führt man am besten im Badezimmer oder auf der Toilette durch:

- Füllen Sie die gewünschte Menge körperwarmen Wassers in den Behälter und hängen Sie ihn erhöht auf. Der Schlauch ist an einer Seite am Behälter angesteckt und am anderen Ende befindet sich das Aufsatzstück zur analen Einführung. Öffnen Sie die Klemme und lassen Sie etwas Wasser in die Toilette oder ins Waschbecken laufen, bis sich keine Luftblasen mehr im Schlauch befinden. Dann klemmen Sie den Schlauch wieder zu, um den Wasserfluss zu stoppen.
- Anschließend fetten Sie das Aufsatzstück etwas ein (ich verwende Kokosöl) und begeben sich entweder in den Vierfüßlerstand oder legen sich auf die linke Körperseite (auf ein Badetuch) und winkeln die Beine an. Nun führen Sie das Aufsatzstück in den After ein und pressen dabei ein wenig wie beim Stuhlgang. Öffnen Sie die Klemme und lassen Sie das Wasser langsam einlaufen. Da der Einlaufbehälter höher ist als das Gesäß, fließt die Flüssigkeit ganz von selbst in den Darm. Lassen Sie die Bauchdecke locker und atmen Sie ruhig.
- Nachdem Sie so viel Wasser aufgenommen haben, wie Sie halten können, (das können 250 ml oder auch 1000 ml sein), klemmen Sie den Schlauch wieder ab und ziehen das Aufsatzstück behutsam heraus. Legen Sie sich dann auf den Rücken und halten das Wasser, bis die natürlichen peristaltischen Bewegungen des Darms beginnen. Leichtes Massieren des Bauches im Uhrzeigersinn kann helfen.
- Wenn Sie es nicht mehr aushalten, setzen Sie sich auf die Toilette und lassen das Wasser samt Darminhalt herausschießen. Das kann in mehreren Schüben geschehen. Nehmen Sie sich dafür so viel Zeit wie nötig. Es ist auch in Ordnung, das Ganze zu wiederholen, wenn Sie beim ersten Mal nur sehr wenig Wasser aufnehmen konnten.
- Wenn Sie fertig sind, reinigen Sie das Einlauf-Set (gemäß der Reinigungsanleitung) und lassen es an der Luft trocknen.

Wurmartige Strukturen im Ausscheidungswasser: Habe ich Parasiten?

Bei einigen Menschen kommt es nach einigen Fastentagen zur Ablösung der obersten Zellschicht der Darmschleimhaut. Diese Strukturen können aussehen wie Würmer und man ist verwundert, wenn man so etwas in der Toilette sieht. Aber Sie können beruhigt sein, diese abgelösten Schleimhautstücke sind ein Zeichen der Reinigung und Erneuerung. Es sind weder Würmer noch andere Parasiten.

Ein genaues Anleitungsvideo für die Durchführung eines Einlaufs finden Sie in meinem 7-Tage-Fastenprogramm: https://lana.li/hfb29

QR-Code: Link zum Heilfasten-Webinar

Sitzposition für eine leichtere Entleerung

Auf der Toilette nehmen wir üblicherweise eine Sitzposition im 90°-Winkel ein. Dabei wird unser Enddarm durch einen schlingenförmigen Muskel (Musculus Puborectalis) leicht abgeknickt und wir erschweren uns unnötigerweise den Stuhlgang. Die Entleerung ist dann oft unvollständig und Kotrückstände verbleiben im Enddarm.

Die frühen Menschen der Steinzeit hockten sich beim Stuhlgang hin. Daher ist es nicht verwunderlich, dass sich unser Körper in den vielen tausenden von Jahren durch diese Haltung beim Stuhlgang entsprechend entwickelt hat. Wenn wir hocken, wird der Knick im Darm gerade und die Entleerung dadurch erleichtert.

Die typische Sitztoilette ist also für den Entleerungsvorgang alles andere als ideal. Man kann die natürliche Hockposition allerdings ganz leicht nachahmen, indem man die Füße auf einen Hocker vor der Toilette stellt und sich leicht nach vorne neigt. Probieren Sie es aus, es kann große Erleichterung bringen.

Die weiteren Fastentage ab Tag 2

Ab dem zweiten Fastentag bleibt der Tagesablauf grundsätzlich gleich. Im Folgenden bekommen Sie eine Übersicht über die „Ernährung" sowie die unterstützenden Maßnahmen beim Fasten, die später noch im Detail erklärt werden.

Aber zunächst noch: Was passiert in Ihrem Stoffwechsel ab dem 2. Fastentag?

1. Am zweiten Tag sind die Glykogenspeicher, also die Kohlenhydratreserven der Leber, verbraucht und der Körper stellt auf den Fastenstoffwechsel um. Er beginnt sich unter Bildung von Ketonkörpern von seinen Fettreserven zu ernähren. Das Darm-Mikrobiom beginnt sich zu revitalisieren und mit dem Einlauf unterstützen Sie die Darmreinigung.

2. Am dritten Tag ist der Fastenstoffwechsel voll im Gang. Die Reparaturvorgänge der Autophagie laufen. Hormone wie das Wachstumshormon Somatotropin und Noradrenalin sorgen unter anderem dafür, dass die Stoffwechselrate und der Grundumsatz nicht absinken.
3. Am vierten Fastentag kommt das Nervensystem in den Entspannungsmodus und Serotonin wirkt verstärkt. Die Autophagie läuft fortwährend.
4. Ab Tag 5 (spätestens) verbessern sich alle Stoffwechselparameter, das heißt, Entzündungswerte sinken, Blutfettwerte verbessern sich, der Blutzuckerspiegel ist konstant auf einem niedrigen Niveau und ein zu hoher Blutdruck ist deutlich reduziert.

Der Tagesablauf

Dieser Tagesplan gilt ab Tag 2. Er dient als Anhaltspunkt für Fasteneinsteiger und kann je nach Erfahrung und individueller Situation (Urlaub oder Alltag) adaptiert werden.

Was ist in der Früh zu tun?

- Eine Trockenbürstenmassage am Morgen wirkt anregend, fördert die Durchblutung und unterstützt die Entgiftung über die Haut. Ich mache diese gerne direkt nach dem Aufwachen im Bett (siehe S. 67).
- Mundhygiene ist beim Fasten ganz besonders wichtig, gerade am Morgen. Meine Routine sieht so aus: Zähneputzen und danach die Zunge reinigen. Danach den Mund mehrmals mit warmem Wasser ausspülen. Eventuell Ölziehen (S. 70 ff.). Zähneputzen sollten Sie beim Fasten übrigens öfter am Tag, denn man tendiert zu Mundgeruch.
- Trinken Sie ein Glas warmes Wasser oder einen Kräutertee, wenn Sie möchten mit etwas frisch gepresster Zitrone und bei Kreislaufproblemen gerne auch mit einem Teelöffel Honig.
- Der Morgen ist eine sehr gute Zeit für Meditation, vielleicht finden Sie die Muße dazu. Bereits 10 Minuten am Tag können viel bewirken. Eine Anleitung für eine schöne und einfache Meditation finden Sie auf S. 77. Auch Atem- sowie Yogaübungen sind ideal am Morgen – das aktiviert ungemein.

Tipps für den Vormittag

- Trinken Sie reichlich: ungesüßten Kräutertee oder Wasser mit Zitrone.
- Bewegung (an der frischen Luft) ist immer anzuraten, auch wenn es nur 10 Minuten sind.
- Ebenso wichtig ist Entspannung. Das kann beim Lesen eines guten Buchs sein, bei einer Massage oder was auch immer Sie entspannt.

Vorgehensweise zu Mittag

- Bereiten Sie sich einen frisch gepressten Obst- und/oder Gemüsesaft zu (ca. 200 ml) und genießen Sie ihn in kleinen Schlucken. Ersatzweise können Sie auch einen fertigen Bio-Saft aus dem Reformhaus zu sich nehmen.
- Machen Sie danach einen Leberwickel. Legen Sie sich dazu an einen ruhigen Ort und gönnen Sie sich mindestens 30 Minuten Ruhe. Sie können den Leberwickel auch abends machen, wenn es Ihnen zu Mittag nicht passt.

Bewegung am Nachmittag

- Nun ist es Zeit für mehr Bewegung, beispielsweise einen ausgedehnten Spaziergang, eine Wanderung oder eine moderate Radtour. Sie werden erstaunt sein, wie viel Energie Sie beim Fasten haben (obwohl es nicht selten einen Tag während des Fastens gibt, an dem man sich schlapp fühlt – aber den überstehen Sie auch).
- Trinken Sie zwischendurch Tee und Wasser.
- Gönnen Sie sich Wellnessmaßnahmen wie z. B. Sauna (sehr gute Entgiftungsmaßnahme, wenn es der Kreislauf zulässt), Massage usw.

Ausklang am Abend

- Setzen Sie sich zum Abendmahl und löffeln Sie genüsslich Ihre heiße Fastensuppe.
- Ruhen Sie danach, und wenn Sie mögen, machen Sie Entspannungsübungen.
- Machen Sie zumindest zwei- bis dreimal während der Fastenkur ein Basenbad mit vorangegangener Trockenbürstenmassage zur unterstützenden Entgiftung über die Haut.

- Machen Sie alle ein bis zwei Tage einen Einlauf. Dieser ist wichtig, um den Darm von Kotresten zu befreien. Schadstoffe und Säuren aus den Geweben werden unter anderem über den Darm entsorgt. Da man beim Fasten in der Regel keinen Stuhlgang hat, um diese Gifte zur Ausscheidung zu bringen, hilft man mit einem Einlauf nach, damit es zu keiner Rückvergiftung kommt. Grundsätzlich kann der Einlauf zu jeder Tageszeit gemacht werden. Mein bevorzugter Zeitpunkt ist jedoch der Abend.

Tipps für die Nacht

- Vor dem Schlafengehen können Sie auch noch eine kleine Tasse eines beruhigenden Tees trinken (z. B. Melisse, Lavendel, Hopfen). Manche Fastende berichten von unruhigem Schlaf, bei anderen wiederum fördert das Fasten die Schlafqualität.
- Öffnen Sie das Fenster im Schlafzimmer, sofern es nicht zu einer vielbefahrenen Straße hinausgeht.
- Sorgen Sie für warme Füße (Wärmflasche).

Beschwerden beim Fasten

Wie Sie bereits erfahren haben, kann es in den ersten Tagen einer Fastenkur zu Befindlichkeitsstörungen kommen. Sie wissen auch bereits, wie Sie sich auf eine Fastenkur derart vorbereiten, dass die unangenehmen Symptome mild verlaufen oder ganz ausbleiben. Eine Garantie dafür gibt es natürlich nicht. Auch bei geübten Fastenden kann es immer wieder mal zu Kopfschmerzen und Co. kommen. Zum Glück sind Beschwerden dieser Art nur vorübergehend und man kann auch einiges dagegen tun. Hier meine Tipps gegen die gängigsten Beschwerden beim Fasten:

Kreislaufprobleme, Herzklopfen und Übelkeit

- Die Hände und Unterarme in sehr kaltes Wasser tauchen oder abduschen. Auch die Füße und Unterschenkel kalt abduschen. Wärmeanwendungen wie Sauna oder langes warmes Duschen vermeiden.
- Machen Sie Bürstenmassagen. Von der Peripherie zur Körpermitte bürsten
- Anregende Substanzen zu sich nehmen wie z. B. Ingwertee oder einen frisch gepressten Apfelsaft mit Ingwer (auch gerne zusätzlich zum täglichen Mittagssaft), auch Rosmarintee mit einem Teelöffel Honig.

- Wenn möglich, bewegen Sie sich etwas an der frischen Luft oder machen zumindest einige tiefe Atemzüge.
- Wenn der Blutdruck sehr niedrig ist, würzt man die Fastensuppe mit Natursalz – auch das kann helfen.

Häufiges Frieren

- Ingwer- und Fencheltee wärmen von innen.
- Bewegen Sie sich, bis Ihr Körper richtig einheizt.
- Ein heißes Voll- oder Fußbad tut es auch.
- Wärmflasche und Kuscheldecke sind gute Fastenbegleiter.
- Führen Sie wechselwarme Kneippgüsse durch. Duschen Sie zunächst warm, dann so weit es Ihnen möglich ist kalt, dann wieder warm und zum Schluss nochmal kalt. Ich persönlich schaffe es nicht, meinen gesamten Körper kalt abzuduschen, daher mache ich es zumindest an den Beinen. Ist nebenbei auch gut für die Venen.

Kopfschmerzen

- Vermehrte Flüssigkeitszufuhr – ein großes Glas Wasser ist bei Kopfschmerzen immer der erste Schritt.
- Ein Einlauf vertreibt in vielen Fällen die Kopfschmerzen. Sehr effektiv ist ein Kaffee-Einlauf: Einfach eine Tasse Kaffee in das Einlaufwasser geben.
- Auch ein heißes Fuß- oder Vollbad kann helfen – am besten mit einem Basenpulver (siehe Basenbad S. 67–68)
- Minzöl auf Stirn und Schläfen auftragen. Vorsicht, nicht in die Augen bekommen!
- Moderate Bewegung an der frischen Luft oder zumindest Atemübungen an der frischen Luft fördern die Entgiftung über die Lunge und können das Kopfweh lindern.
- Nach einem Nickerchen sind die Kopfschmerzen sehr oft weg.
- Eine Tasse Kaffee als Therapeutikum ist nicht verboten.

Rückenschmerzen

Es ist nicht ungewöhnlich, dass Fastende über leichte bis oft sehr starke Rückenschmerzen klagen. Bei den meisten vergehen diese allerdings nach ein paar Tagen, üblicherweise bis zum vierten Tag. Als Erklärung für die Rückenschmerzen dient häufig, dass wir beim Fasten stark entwässern und dies Auswirkungen auf die Bandscheiben hat. Was man machen kann, um die Schmerzen zu lindern, ist:

- viel trinken
- Warme Auflagen, also z. B. eine Wärmflasche auf die schmerzende Region legen oder ein heißes Basenbad nehmen.
- Bewegung wie z. B. Rad fahren, wandern, joggen, Gymnastik, Yoga etc.

Sodbrennen oder Magenprobleme

- Einen gehäuften Teelöffel Heilerde oder einen schwachen Teelöffel Natron in lauwarmes Wasser einrühren und schluckweise trinken.
- Haferschleim beruhigt den Magen. Für eine Portion Haferschleim kochen Sie 2 Esslöffel Haferflocken 10 Minuten in 250 ml Wasser. Man kann auch eine Prise Natursalz dazu geben, dann schmeckt er ein wenig angenehmer und manch einem tut dies kreislaufmäßig gut. Dann Haferflocken absieben und den Schleim warm löffeln. Das Gleiche können Sie auch mit geschrotetem Leinsamen machen.
- Trinken Sie Kamillentee.

Hungergefühle

- Trinken! Meist reicht ein Glas Wasser, um Hungergefühle zu vertreiben. Oft ist aber eine feine Tasse vom Lieblingstee noch viel wirksamer, genauso wie 1–2 Esslöffel Bio-Apfelessig in 1/3 Liter Wasser.
- Gegen den knurrenden Magen hilft Haferschleim oder Leinsamenschleim sehr gut. Die Zubereitung habe ich unter dem Punkt „Sodbrennen" beschrieben.
- Man kann auch mehr von der Fastensuppe essen. Diese ist ja nur Gemüsesud und hat kaum Kalorien, dafür ist sie voll mit Mineralstoffen. Davon kann man quasi nicht zu viel essen. Also gerne dreimal am Tag einen oder zwei Teller.

- Vom frisch gepressten Saft kann man auch mal zwei Gläser am Tag trinken, wenn man merkt, dass dieser das Hungergefühl zügelt. Achten Sie aber darauf, dass mehr Gemüse als Obst im Saft ist, z. B. 80 % Karotten, Sellerie und/oder rote Rüben und 20 % Apfel, Orange oder Grapefruit. Die Bitterstoffe der Grapefruit sind übrigens natürliche Appetitzügler.
- Auch Bitterextrakte aus Kräutern können helfen. Diese sind als Tropfen oder Sprays erhältlich, meist alkoholisch, wobei dies in der geringen Dosierung keine Nachteile mit sich bringt.
- Eine ebenso hungerdämpfende Wirkung hat Cannabidiol aus der Hanfpflanze (CBD). Dieses kann auch wegen seiner vielen weiteren positiven Effekte ohne Weiteres während der gesamten Fastenkur und auch danach eingenommen werden.
- Zähneputzen. Der frische, minzige Geschmack im Mund kann ebenso den Appetit zum Verschwinden bringen.
- Ablenkung jeglicher Art. Vor allem ein Spaziergang an der frischen Luft oder ein Teeplausch mit einem lieben Menschen machen zufrieden und der Hunger ist vergessen.

Vermehrter Mund- und Körpergeruch

Durch die fastenbedingte Entgiftung und Ausscheidung von Stoffwechselprodukten kann es zu ungewohnten Ausdünstungen kommen, auch der Atem riecht etwas anders – da hilft in erster Linie duschen, waschen, baden und Zähne putzen. Wichtig dabei: Verwenden Sie Naturkosmetikprodukte. In herkömmlichen Duschgels, Shampoos, Bodylotions, Zahnpasten, Deos und Co. befinden sich Inhaltsstoffe, die vor allem beim Heilfasten nichts auf der Haut und im Mund zu suchen haben.

Vor allem die Mundhygiene ist jetzt besonders wichtig:

- Normalerweise wird durch das Essen verhindert, dass sich über den Tag starker Belag an Zunge und Zähnen ansammelt. Beim Fasten können sich Zähne und Zunge pelzig anfühlen und Sie müssen die Beläge durch häufigeres Zähneputzen und Zungenreinigen beseitigen.
- Um den Zungenbelag zu reduzieren, können Sie mit einem Zungenschaber aus der Drogerie oder mit einem kleinen Löffel von hinten nach

vorne sanft über die herausgestreckte Zunge schaben. Danach den Mund ausspülen.

- Bei Mundgeruch hilft auch, ein frisches Salbeiblatt oder eine Kardamomkapsel zu kauen (danach ausspucken).
- Besonders anzuraten ist auch das morgendliche Ölziehen, das die Zahnzwischenräume und die Zunge von Bakterien und Toxinen befreit und laut der ayurvedischen Lehre eine entgiftende Wirkung auf den gesamten Organismus haben soll. Ich erkläre die genauen Schritte des Ölziehens ab Seite 70.

Bei vermehrtem Schweißgeruch:

- Basenbäder und Saunagänge fördern die Entsäuerung und helfen beim Entgiften über die Haut. Das kann die „geruchsintensive" Phase verkürzen.
- Bewegung, die Sie ins Schwitzen bringt und eine Dusche danach wirken extrem erfrischend. Auch durch die beschleunigte Atmung beim Sport scheiden wir vermehrt Stoffwechselprodukte wie Säuren mit der Atemluft aus.
- Ein selbstgemachtes Natur-Deo aus Natron und Kokosöl absorbiert hocheffizient unangenehmen Schweißgeruch. Das einfache Rezept finden Sie auf S. 73–75.

Schlafprobleme

Der Schlaf kann beim Fasten oberflächlicher und kürzer werden (aber auch das Gegenteil kann der Fall sein). Manche Menschen erwachen zu ungewohnter Zeit und schlafen dann nicht mehr ein. Hier ist in erster Linie mein Rat: Ärgern Sie sich nicht, sondern nehmen Sie das Wachsein an. Sehen Sie es positiv und nutzen Sie die Stille der Nacht zum Lesen, Meditieren, Nachdenken oder Schreiben. In der Regel benötigt man beim Fasten ohnehin weniger Schlaf. Fünf bis sechs Stunden genügen oft schon – vor allem dann, wenn am Tag die empfohlenen Ruhezeiten möglich sind.

Meine Tipps zum besseren Ein- und Durchschlafen:

- Bewegung während des Tages fördert einen guten Schlaf.
- Eine Tasse Kräutertee vor dem Schlafengehen kann den Nachtschlaf verbessern. Schlaffördernde Pflanzen sind zum Beispiel Lavendel, Melisse, Hopfen, Johanniskraut, Passionsblume und Baldrian.

- Lüften Sie Ihr Schlafzimmer gut und schlafen Sie wenn möglich bei offenem Fenster.
- Sorgen Sie im Bett für warme Füße (Wärmflasche). Auch ein heißes Fußbad vor dem Zubettgehen fördert den Schlaf.
- Die geistige und körperliche Aktivität sollte vor dem Zubettgehen allmählich heruntergefahren werden. Vor allem Handy, Laptop und Co. können auch durch ihren hohen Blaulichtanteil die Ausschüttung des Schlafhormons Melatonin verzögern. Also mindestens eine halbe Stunde vor dem Schlafengehen diese Geräte meiden.
- Optimal ist es, den Abend mit Entspannungsmusik und Kerzenlicht ausklingen zu lassen. Meditation wäre die Krönung eines solchen Abends.
- CBD-Öl kann bei nervösen Zuständen und Schlafproblemen mit seiner beruhigenden Wirkung helfen.
- Naturreine ätherische Öle können ebenfalls helfen, besser zu schlafen. Sie können sie in eine Duftlampe geben, auf das Kopfkissen träufeln oder der Hautpflege beimengen. Besonders gut unterstützen Lavendel und Melisse den Schlaf, außerdem wirken die sinnlichen Öle Ylang-Ylang und Rosengeranie ausgleichend bei innerer Unruhe.
- Abendliche kalte Güsse können schlaffördernd wirken. Dazu braust man vor dem Schlafengehen die Unterschenkel jeweils für eine Minute mit kaltem Wasser ab. Danach das Wasser sanft mit einem Handtuch abstreifen – nicht ganz abtrocknen. Dicke Socken anziehen und ab ins Bett. Die kalten Beingüsse sollte man nur machen, wenn man zuvor warme Füße hat. Wenn dies nicht der Fall ist, macht man ein vorangehendes heißes Fußbad von 10 Minuten.

Seelische Krisen

- Gespräch mit einem lieben Menschen
- Gang in die Natur – z. B. ein Waldspaziergang – die Wirkung der Natur kann hier Großes vollbringen.
- Schreiben – So eine seelische Krise kann sehr viel Positives bewirken. Es können Dinge sichtbar und spürbar werden, die aufgearbeitet werden wollen. Das Schreiben hilft bei dieser Innenschau und Klärung.

Optimal ist es natürlich, während des Fastens Ruhe zu haben. Im Alltag zu fasten, ist auch für mich als langjährige Fastende herausfordernd. Außerdem entfaltet das Fasten im Alltag nicht sein ganzes Potential.

Unterstützende Maßnahmen beim Heilfasten

Der Leberwickel

Ein Leberwickel fördert die Durchblutung der Leber und steigert damit ihre Entgiftungsleistung. Während des Fastens ist unsere Leber als zentrales Entgiftungsorgan ganz besonders gefordert.

Die Leber reinigt das Blut und entgiftet unseren Körper

Die Leber gilt als das zentrale Entgiftungsorgan unseres Körpers und ist unter dem rechten Rippenbogen gelegen. Sie gehört mit ihren 1,5 bis 2 kg zu unseren größten Organen. Zu ihren lebensnotwendigen Aufgaben gehört das Filtern des Bluts, um es von Schadstoffen und Abbauprodukten zu befreien. In der Leber wird außerdem Galle produziert, welche für die Fettverdauung benötigt wird. Darüber hinaus ist die Leber am Zucker- und Eiweißstoffwechsel und an der Verarbeitung von Cholesterin beteiligt. Sie produziert wichtige Hormone, ist Vitaminspeicher, Eisendepot und Zuckerlager. In der Leber werden auch wichtige Immunstoffe hergestellt, die wir für unsere Abwehr benötigen.

Wir können viel dazu beitragen, unsere Leber bei ihrer Arbeit zu unterstützen. Ein maßvoller Alkohol-, Zucker- und Fettkonsum, von Zeit zu Zeit eine Fastenkur, regelmäßige Leberwickel und unterstützende Heilkräuter sind effektive Maßnahmen für die Lebergesundheit. Die wichtigsten Heilkräuter und Pflanzen für die Leber sind Schafgarbe, Löwenzahn (Kraut und Wurzel), Artischocke und Mariendistel.

Wie wirkt ein Leberwickel?

Der Leberwickel bewirkt durch die Kombination aus Wärme und Feuchtigkeit eine verstärkte Durchblutung der Leber, der Gallenblase und der Gallengänge. Es kommt zu einer Gefäßerweiterung, wodurch der Abfluss der Galle aus den Gallengängen der Leber erleichtert wird. Über die Galle werden die Schadstoffe, die die Leber aus dem Blut filtert, in den Darm abgegeben und durch diesen ausgeschieden (darum ist beim Fasten der Einlauf empfehlenswert). Durch eine verbesserte Entgiftungs- und Durchblutungsfunktion kann die Leber all ihren Aufgaben optimal nachkommen.

Bei welchen Beschwerden kann ein Leberwickel helfen?

Neben der Unterstützung der Leber bei Fasten- und Ausleitungskuren wird der Leberwickel in der Naturmedizin auch zur Linderung diverser Beschwerden durchgeführt:

- Leber- und Gallen-Beschwerden
- Fettleber
- Magen-Darm-Beschwerden
- Völlegefühl
- Verstopfung
- Menstruationsbeschwerden
- Stressbedingte Nervosität
- Schlafstörungen

Wie oft macht man einen Leberwickel?

Während einer Heilfastenkur oder einer Leberentgiftungskur macht man den Leberwickel einmal am Tag. Die optimale Zeit dafür ist etwa 13.00 Uhr, denn hier ist die Leber am aktivsten und der Wickel entfaltet seine maximale Wirkung. Wenn Sie mittags dafür keine Zeit haben sollten, hat der Leberwickel auch abends vor dem Schlafengehen seine Vorteile: Seine beruhigende Wirkung fördert nämlich das Einschlafen.

Gibt es Nebenwirkungen beim Leberwickel?

Der Leberwickel ist eine sehr milde und verträgliche Anwendung aus dem Bereich der Traditionellen Europäischen Medizin (TEM). Er wird in der Regel als sehr angenehm und beruhigend empfunden und laut Erfahrungsberichten gibt es bei sachgemäßer Anwendung keine Nebenwirkungen. Eine Rötung der Haut an der Auflagestelle ist normal. Selbstverständlich müssen Sie darauf achten, dass das getränkte Tuch und die Wärmflasche nicht zu heiß sind, denn sonst könnte es zu Verbrennungen kommen.

Prinzipiell gilt: Wenn Sie den Leberwickel subjektiv als unangenehm empfinden, sollten Sie sich nicht dazu zwingen, ihn zu machen.

Während der Schwangerschaft oder wenn Sie irgendwelche Bedenken haben, sollten Sie sich vorher unbedingt von Ihrem Arzt beraten lassen, ob Sie das Hausmittel anwenden dürfen.

Wie macht man einen Leberwickel?

Dazu können Sie sich auch gerne mein Video ansehen: https://lana.li/hfb5

QR-Code: Leberwickel Video

Zur praktischen Durchführung benötigen Sie lediglich heißes Wasser (besser heißen Schafgarbentee), eine Wärmflasche, ein Handtuch und ein Lein- oder Badetuch sowie Zeit und Ruhe für sich selbst.

Bereiten Sie 3/4 Liter Schafgarbentee zu, indem Sie 4 TL getrocknetes Schafgarbenkraut oder eine Handvoll des frischen Krautes mit 3/4 Liter kochendem Wasser übergießen und 10 Minuten zugedeckt ziehen lassen. Wir nutzen beim Leberwickel die anregende, leberunterstützende und blutreinigende Wirkung der Schafgarbe.

- Füllen Sie währenddessen eine Wärmflasche mit heißem Wasser.
- Gießen Sie 1/4 Liter des Schafgarben-Aufgusses separat in eine Tasse (um ihn später zu trinken) und in den verbleibenden halben Liter tränken Sie ein trockenes Baumwolltuch oder Handtuch, wringen Sie das Tuch gut aus und legen Sie es gefaltet und sehr warm direkt auf die Haut im Bereich der Leber (rechter Rippenbogen).
- Legen Sie dann die Wärmflasche auf und wickeln Sie noch ein größeres Tuch fest um Ihren Körper.
- Legen Sie sich nun für mind. 30 Minuten an einen ruhigen und gemütlichen Ort. Trinken Sie währenddessen Ihre Tasse Schafgarbentee.

Basenbad und Trockenbürstenmassage

Vor allem beim Fasten ist es wichtig, den Körper, wo immer man kann, beim Entgiften zu unterstützen. Basisch-mineralische Voll- oder Fußbäder unterstützen die Haut in ihrer Entgiftungsfunktion und stellen zusätzlich noch eine sehr effektive kosmetische Maßnahme dar. Nach einem Basenvollbad fühlt sich die Haut unglaublich weich und zart an, vor allem, wenn man zuvor mit einer Trockenbürstenmassage die Durchblutung angekurbelt hat.

Durch das Bürsten wird außerdem das Lymphsystem aktiviert, wodurch die Schadstoffe noch schneller abtransportiert werden können. Ich schätze diese Kombination auch abseits des Fastens sehr und gönne meiner Haut diese Wellnesskur regelmäßig.

Beim Bürsten ist zu beachten, dass Sie von Füßen und Händen weg immer zur Körpermitte hin bürsten, wobei an Oberschenkeln und Po sowie am Rumpf in Kreisen massiert werden kann. Es wird in der Regel auf der trockenen Haut gebürstet. Manche mögen es aber auch, sich in der Badewanne zu bürsten.

Für ein Basenbad kauft man sich ein Badesalz ohne Duft- oder andere Zusatzstoffe (am besten aus dem Reformhaus) und gibt wie auf der Verpackung beschrieben, eine bestimmte Menge davon ins Badewasser (ca. 2–3 gehäufte EL). Wer mag, kann auch etwas naturreines ätherisches Öl dazugeben – aber nur wenige Tropfen, da zu viel davon die Haut reizen kann.

Wenn es Ihnen angenehm ist, bleiben Sie mindestens 45 Minuten im Wasser, wobei die Temperatur immer sehr warmgehalten werden soll, indem man von Zeit zu Zeit heißes Wasser nachlaufen lässt. Danach trocknen sie sich sanft ab und verzichten auf Cremes, da die Haut jetzt ohnehin sehr weich ist. Vor und nach dem Bad sollte man viel Wasser trinken.

Ein Tipp zum Sparen: Natron kann ebenfalls für ein Basenbad verwendet werden. Es hat zwar nicht die vielfältige mineralische Zusammensetzung wie teure Badesalze, basisch wirkt es aber allemal. Ich brauche Natron auch für mein selbstgemachtes Deo und für den Haushalt. Daher habe ich immer einen Eimer zu Hause. Man bekommt Natron im Drogeriemarkt oder im Internet auch in 5-Kilo-Einheiten.

Bewegung beim Fasten

Wenn Sie eine Fastenkur machen, sollten Sie sich jeden Tag bewegen, und zwar so, dass Sie auch außer Atem kommen. Machen Sie leichtes Ausdauertraining, ausführliche Spaziergänge, Wanderungen, leichte Radtouren, Yoga oder was Ihnen Spaß macht. Alles ist erlaubt, solange es Ihnen dabei gut geht. Auch moderates Krafttraining kurbelt den Stoffwechsel ordentlich an und stärkt die Muskulatur. Ich selbst arbeite dabei nur mit meinem eigenen Körpergewicht, das heißt, ich mache Liegestütze, Kniebeugen, Klimmzüge, Sit-ups usw. Auch wenn die Fastenkur vorbei ist, sollten Sie sich regelmäßig bewegen, um Ihren Grundumsatz auf einem guten Niveau zu halten.

Warum Bewegung beim Heilfasten so wichtig ist

- Bewegung beim Fasten fördert die Durchblutung und verbessert dadurch die Versorgung sowie die Entschlackung des Gewebes.
- Durch Bewegung kommt die Lymphe in Schwung. Das Lymphgefäßsystem hat keine Pumpe und ist somit auf Bewegung der Muskeln angewiesen. Durch die Lymphe werden Giftstoffe abtransportiert.
- Durch eine erhöhte Atemfrequenz wird das Ausscheiden von Säuren über die Lunge gefördert.
- Die vermehrte Fettverbrennung beim Fasten benötigt eine höhere Sauerstoffzufuhr. Durch Bewegung wird diese besser gedeckt.
- Moderates körperliches Training während des Fastens erhöht die Leistungskraft des Herzmuskels.
- Durch Bewegung werden Stoffwechsel und Fettverbrennung durch den erhöhten Energiebedarf stark angekurbelt. Somit gibt es garantiert keinen Jo-Jo-Effekt nach dem Fasten.
- Durch die Kombination von Fasten und Bewegung wird der Blutdruck effizient gesenkt.
- Es kommt zu einer Wärmeentwicklung. Viele Menschen frösteln beim Fasten – Bewegung heizt nachhaltig auf.
- Bewegung ist gut für unsere Emotionen und führt zu einer deutlichen Stimmungsaufhellung. Prinzipiell ist die Stimmung beim Fasten sehr gut, doch gerade wenn man eine kleine oder größere Fastenkrise mit Stimmungsflaute erlebt, sollte man eine Bewegungseinheit in der Natur einlegen.
- Bei vegetativen Spannungen, also Nervosität und innerer Unruhe, gibt es nichts Besseres als einen Spaziergang in der Natur. Aber auch jede andere Art der Bewegung, die Freude macht, kann Spannungen lösen. Danach fühlt man sich wieder pudelwohl.
- Ein gutes Mittel gegen Hungergefühle und Appetit beim Fasten ist ebenfalls Bewegung – und davor ein Glas Wasser trinken.

Fasten ohne Bewegung

Vor über 10 Jahren machte ich, wie schon in einem vorherigen Kapitel erwähnt, eine Fastenkur während meines damaligen Berufs als Lehrerin an einer

Ganztagsschule. Abgesehen davon, dass mich die Arbeit mit den Jugendlichen während des Fastens sehr forderte, war ich abends viel zu müde, um mich noch zu bewegen. Das Resultat von einer Woche fasten, arbeiten und null Sport war, dass ich mich danach weder vitaler noch beschwingter fühlte, sondern nur dünner und hungriger.

Wenn eine solche Fastenkur meine erste Fastenerfahrung gewesen wäre, hätte ich wohl nie eine zweite machen wollen. Zum Glück wusste ich zu dem Zeitpunkt bereits, wie wundervoll und aktivierend das Fasten auf mich wirkt, sofern ich ein paar wichtige Regeln befolge. Sie sehen also, welch enormen Unterschied es macht, wie Sie die Rahmenbedingungen Ihrer Fastenkur stecken. Zeit für Ruhe und für Bewegung ist aus meiner Sicht gleichermaßen wichtig für ein schönes und effektvolles Fastenerlebnis.

Ölziehen

Die aus dem Ayurveda stammende Heilanwendung des Ölziehens wird seit Jahrtausenden bei vielerlei Krankheitsbildern und Symptomen angewendet. Dabei wird der Mund über einen bestimmten Zeitraum mit hochwertigem Öl gespült. Dieses zieht Bakterien, Viren, Pilze sowie Gifte und Säuren aus der gesamten Mundhöhle und vor allem aus allen Lücken, Spalten, Zwischenräumen und Zahnfleischtaschen.

Laut der alten Schriften und der modernen Naturheilkunde soll sich die positive Wirkung des Ölziehens nicht nur auf die Gesunderhaltung der Zähne, des Zahnfleisches und der Mundflora beschränken. Der gesamte Organismus profitiere von der Entgiftung und so wird im alternativen Gesundheitsbereich das Ölziehen vorbeugend und als Begleittherapie bei zahlreichen Beschwerden und chronischen Krankheiten eingesetzt. Gerade beim Heilfasten ist das Ölziehen ein idealer Begleiter, einerseits für ein besseres Mundgefühl und andererseits als unterstützende Entgiftungsmaßnahme.

Wie geht Ölziehen?

Ölziehen sollte man gleich nach dem Aufstehen auf nüchternen Magen, noch bevor man ein Glas Wasser trinkt oder sonst etwas zu sich nimmt.

SCHRITT 1:

Reinigen der Zunge. Dafür gibt es spezielle Zungenschaber in der Drogerie, allerdings tut es ein kleiner Löffel genauso. Strecken Sie dabei die Zunge heraus und schaben Sie mit dem Löffel sanft vom Zungenansatz nach vorne zur Zungenspitze. Das wiederholen Sie einige Male, bis der Zungenbelag deutlich reduziert ist. Spülen Sie dazwischen das Werkzeug immer ab. Danach spülen Sie den Mund mit Wasser aus. Wenn Sie möchten, können Sie vor dem Ölziehen auch noch die Zähne putzen, allerdings ist dies in der Tradition nicht vorgesehen.

SCHRITT 2:

Spülen, ziehen, saugen, schlürfen. Nehmen Sie einen Esslöffel eines hochwertigen Bio-Öls in den Mund (Sonnenblumenöl, Sesamöl oder ein anderes kaltgepresstes Öl). Ziehen und saugen Sie jetzt das Öl für etwa 15 bis 20 Minuten zwischen den Zähnen hin und her. Zu Beginn kann das etwas schwierig sein, da das Öl noch recht dick ist. Mit der Zeit vermischt es sich jedoch mit dem Speichel und es entsteht eine dünnere Emulsion, mit der das Ziehen leichter fällt. Um die Muskeln zwischendurch zu entspannen, können Sie auch kurze Pausen einlegen, in denen das Öl sich im Mund verteilen und einwirken kann. Legen Sie Ihren Kopf auf keinen Fall zum Gurgeln in den Nacken. Sie dürfen nichts von der Flüssigkeit schlucken, da sie jene Gifte und Bakterien enthält, die Sie ja loswerden möchten.

SCHRITT 3:

Öl ausspucken. Spucken Sie das Öl-Speichelgemisch in ein Papiertaschentuch bzw. direkt in den Abfalleimer und nicht in das Waschbecken oder in die Toilette. Auf diese Weise vermeiden Sie Fettablagerungen in den Abwasserrohren. Anschließend spülen Sie Ihren Mund mehrmals mit warmem Wasser aus. Räuspern Sie sich gründlich, sodass Sie das angesammelte Öl aus dem Rachen-Mandelbereich holen. Jetzt ist Gurgeln mit Wasser auch erlaubt.

SCHRITT 4:

Zähne putzen. Putzen Sie daraufhin gründlich Ihre Zähne – am besten mit einer naturkosmetischen Zahncreme. Tun Sie das, auch wenn Sie vor dem Ölziehen bereits die Zähne geputzt haben.

QR-Code: Ölziehen Video

Zum Ölziehen finden Sie hier ein Video von mir: https://lana.li/hfb6

Kneippgüsse

Bei Müdigkeit und Erschöpfung, aber auch bei Kopfschmerzen helfen die kalten Güsse überraschend gut. Sie helfen auch beim Einschlafen und regelmäßig angewendet stärken sie das Immunsystem und sind ein tolles Gefäßtraining für die Venen. Für die Kälteempfindlichen unter uns – ich gehöre auch dazu – reicht ein Guss an Beinen und Armen. Wer es schafft, macht einen Ganzkörperguss.

Nach der normalen Dusche braust man sich mit kaltem Wasser wie folgt ab: Man beginnt am rechten Fuß außen, geht hoch bis zur Leistenbeuge und innen wieder hinunter. Zuletzt die Fußsohle abgießen. Das Gleiche macht man am linken Fuß und dem linken Bein. Dann führt man das Wasser nach demselben Prinzip über die Arme. Wer kann, führt nun das Wasser in kreisenden Bewegungen über den Brustkorb und das Gesicht, zum Schluss ein Guss über den Rücken.

Gerne kann man das im Zuge von Wechselduschen wiederholen. Einfach dazwischen warm abduschen und danach wieder von vorne beginnen. Man sollte aber immer kalt abschließen. Danach das Wasser nur abstreifen und in die feuchte Haut ein natürliches Pflegeöl einmassieren.

Natürliche Hautpflege

Wer eine natürliche Lebensweise bevorzugt, möchte auch auf seine Haut keine chemisch verarbeiteten Produkte auftragen. Gerade beim Heilfasten sollte man auf konventionelle Kosmetikprodukte verzichten. Diese Fertigprodukte sind auch nicht notwendig, denn die Natur bietet mit ihrer Vielzahl an Pflanzenölen eine hervorragende Grundlage für die natürliche Hautpflege eines jeden Hauttyps. Voraussetzung für die Pflegewirkung der Öle ist hierbei nur, dass sie in die nasse Haut eingerieben werden. Denn nur mit Wasser ergibt das Öl eine Emulsion, die in die Haut einziehen kann.

Pflegeöle selbst mischen

Ein naturreines Pflegeöl besteht aus zwei Öl-Komponenten. Dem pflegenden Teil, dem sogenannten Basisöl und dem Duftöl, bestehend aus naturreinen ätherischen Ölen. Das Basisöl sowie auch das Duftöl können aus einem Einzelöl oder einer Mischung aus verschiedenen Ölen bestehen.

Hier zwei meiner liebsten Ölmischungen:

1. Meine Körper-Ölmischung für straffes Bindegewebe (100 ml):

   Als pflegendes Basisöl mische ich die folgenden drei Öle miteinander:

   - 50 ml Olivenöl
   - 30 ml Mandelöl
   - 20 ml Jojobaöl

   Als Wirk- und Duftkomponenten kommen wie gesagt naturreine ätherische Öle zum Einsatz. Bei sehr empfindlicher Haut sollten Sie hier äußerst vorsichtig austesten, wie Sie darauf reagieren. Im Zweifelsfall die Mengen reduzieren. Die folgenden ätherischen Öle haben eine hautstraffende und durchblutungsfördernde Wirkung:

   - 6 Tropfen Orange
   - 6 Tropfen Bergamotte
   - 4 Tropfen Zitrone
   - 4 Tropfen Wacholderbeere
   - 4 Tropfen Zedernholz

2. Mein Gesichtsöl für empfindliche Haut (40 ml):

   - 32 ml Mandelöl oder bei unreiner Haut Traubenkernöl
   - 8 ml Jojobaöl
   - 4 Tropfen Lavendelöl

Mein hochwirksames Natur-Deo

Deos sind sehr in Verruf geraten, da sie in Verdacht stehen, für einige Erkrankungen mitverantwortlich zu sein. Vor allem wird das Aluminium in den Deos mit einem erhöhten Brustkrebsrisiko in Verbindung gebracht. Ich selbst habe bereits in meinen Zwanzigern darüber gelesen und mir hat es die Haare aufgestellt, als ich realisierte, was ich mir tagtäglich auf die empfindliche Haut in den Achseln sprühe. Gerade hier sind unzählige Lymphknoten direkt unter der Haut und auch durch die Nähe zur Brust sollte man dieses Hautareal nicht mit solcherlei Schadstoffen traktieren.

Nun mache ich mir mein Deo selbst und obendrein wirkt keines der gekauften Produkte so effizient gegen Schweißgeruch. Ich verwende dafür einerseits Kokosöl. Es wirkt antibakteriell und so werden die geruchsverursachenden Bakterien schon mal dezimiert. Kokosöl zieht außerdem gut in die Haut ein und macht sie geschmeidig. Gerade nach der Rasur wirkt es außerordentlich wohltuend, im Gegensatz zu den scharfen konventionellen Deos.

Der zweite Wirkstoff in meinem Deo ist Natron. Das ist basisch und hemmt dadurch ebenfalls das Bakterienwachstum. Natron ist ein altes Hausmittel und ein wahrer Allrounder in der Naturheilkunde. Für unseren Zweck nutzen wir vor allem die geruchsabsorbierende Wirkung des Natrons. Diese ist nämlich außerordentlich stark. Mir ist mal im Auto ein Päckchen mit Sauerkraut aufgegangen und der Saft ist auf dem Sitz geronnen. Ich bin fast verzweifelt, wochenlang hat es im Auto gestunken, als wäre ein Iltis verreckt. Dann ist mir aber die zündende Idee gekommen, mit Natron darüber zu gehen. Halleluja, der bestialische Gestank war gebannt! Diese Geschichte kann Ihnen vielleicht auch mal von Nutzen sein. Jedenfalls macht sich Natron im Deo einfach spitzenmäßig gut!

Im Grunde könnte man es bei diesen zwei Zutaten belassen, aber ich liebe es, mit ätherischen Ölen zu experimentieren. Salbeiöl drosselt das Schwitzen und Lavendelöl beruhigt ganz allgemein. Rosengeranie wirkt stimmungsaufhellend und Pfefferminze hat einen kühlenden Effekt. Jedes Öl hat eine ganz eigene Wirkung und darum macht es mir solchen Spaß, sie auszuprobieren.

QR-Code: Deo Video

Hier existiert ein Anleitungsvideo für mein Deo: https://lana.li/hfb7

DIE ZUTATEN:

- 50 g natives Bio-Kokosöl
- 15 g Natron (3 gestrichene TL)
- 10 Tropfen naturreines ätherisches Öl nach Wahl

DIE ZUBEREITUNG:

1. Kokosöl leicht erwärmen, sodass es eine sämige Konsistenz hat. Ich stelle es kurz bei 30°C in den Backofen.
2. Wenn der Ort, an dem Sie das Deo aufbewahren, eher kühl ist (unter 21°C), dann geben Sie noch etwa 10 g Jojobaöl oder ein anderes geruchsneutrales Öl wie z. B. Mandelöl dazu. Dann ist das Deo cremiger.

3. Nun das Natron in das Kokosöl einrühren. Wenn das Natron zu grobkörnig ist, kann man es vorher im Mörser pulverisieren. Aber gewöhnlich ist Natron ohnedies ein feines Pulver. Ich kaufe Natron in Lebensmittelqualität im 5 kg Eimer. Es ist in dieser Menge mit Abstand am billigsten und ich verwende es ohnehin auch für meine Basenbäder.
4. Die ätherischen Öle dazugeben, alles gut unterrühren und in einen Glas-Tiegel füllen. Ich verwende Tiegel aus Braunglas mit Schraubverschluss für all meine selbstgemachten Salben und Cremes. Das dunkle Glas schützt die Zutaten vor Licht. Gerade Öle sind diesbezüglich empfindlich. Wenn das Kokosöl bei der Verarbeitung sehr flüssig ist, sollten Sie es während des Aushärtens immer mal umrühren, ansonsten setzt sich das Natron am Boden ab.

Lippenpflege

Ich liebe meine selbstgemachten Lippenpflegestifte und habe auch hier ein Video aufgezeichnet: https://lana.li/2okzcn0

QR-Code: Lippenpflege Video

DIE ZUTATEN:

- 1 Teil Bienenwachs
- 2 Teile Kokosöl
- 3 Teile Kakaobutter
- Leere Lippenstifthülsen (über das Internet erhältlich)
- Optional einige wenige Tropfen eines ätherischen Öls (momentan ist Teebaumöl mein Favorit)

DIE ZUBEREITUNG:

1. Backofen auf 60–70 °C aufheizen und das Kokosöl mit dem Bienenwachs in einem Gefäß mit Schnabel in den Backofen auf einen Rost stellen. Das Wachs hat den höchsten Schmelzpunkt von allen Zutaten und braucht am längsten, um zu schmelzen. Während des Schmelzvorgangs hin und wieder umrühren.
2. Wenn sich das Wachs im Kokosöl vollständig gelöst hat, wird die Kakaobutter eingerührt und das Gefäß bei 30 °C zurück in den Ofen gestellt. Die Kakaobutter sollte nicht zu stark erhitzt werden.
3. Wenn alles verflüssigt ist, kommt bei Bedarf das ätherische Öl dazu.
4. Nun das flüssige Gemisch zügig in die Hülsen oder Tiegelchen abfüllen.
5. Das Aushärten dauert im Kühlschrank eine Stunde.

Zu beachten ist, dass die Konsistenz dieser Lippenpflege bei Zimmertemperatur ideal ist. Ab 25 °C kann sie sehr weich werden. Also nicht in der Hosentasche aufbewahren!

Bodymelts

Bodymelts sind feste Stücke Körperbutter, die auf der warmen Haut schmelzen. Eine wundervolle Form der Hautpflege. Auch hier existiert ein Video von mir: https://lana.li/hfb8

QR-Code: Bodymelts Video

DIE ZUTATEN:
• 80 % Kakaobutter
• 20 % Kokosöl
• Optional: einige Tropfen ätherisches Öl (Ylang Ylang mag ich hier sehr gerne.)

DIE ZUBEREITUNG:
1. Kakaobutter und Kokosöl in eine Schüssel geben und bei 40 °C im Backofen zum Schmelzen bringen.
2. Herausnehmen, gut verrühren und das ätherische Öl mit einrühren.
3. In Formen, z. B. Muffinförmchen, einfüllen und über Nacht aushärten lassen.
4. Aus den Formen drücken und Freude an den selbstgemachten Bodymelts haben.

Selbstgemachte Peelings und Masken

PEELING

Jeweils einen halben Teelöffel Natron und Heilerde mit ein paar Tropfen Wasser oder Kamillentee zu einem Brei anrühren und damit sanft das Gesicht einreiben. Mit Wasser abspülen und die Haut danach wie gewohnt pflegen. Ich wende das Peeling zweimal die Woche statt der normalen Gesichtsreinigung an.

REINIGUNGSMASKEN

Gerade bei zu Unreinheiten neigender Haut machen Reinigungsmasken zweimal die Woche angewendet einen echten Unterschied. Ich liebe diese beiden Varianten:

- *Heilerde-Maske:* 2 EL Heilerde für die äußere Anwendung mit 1 EL lauwarmem Kamillentee und 3 Tropfen Leinöl zu einem Brei anrühren. Diesen auf das Gesicht auftragen und wenn die Maske trocken ist, wieder abwaschen.
- *Natron-Kokosöl-Maske:* 1 EL warmes Kokosöl und 1 TL Natron verrühren und auf die Haut auftragen. 15 Minuten einwirken lassen und danach abwaschen.

FEUCHTIGKEITSMASKE

Um die Haut mit Nährstoffen und Feuchtigkeit zu versorgen, mache ich einmal in der Woche die folgende Maske:

Eine halbe, sehr reife Avocado wird mit einer Gabel zerdrückt und mit 1 TL Honig, 1 TL Naturjoghurt und einigen Tropfen Olivenöl gut verrührt. Das Ganze trägt man auf das gereinigte Gesicht auf und entspannt sich dann für 15 Minuten. Man kann auch noch ein warmes, feuchtes Tuch über das Gesicht legen. Das verhindert, dass die Maske austrocknet und tut einfach gut. Danach mit warmem Wasser abwaschen und die Haut je nach Bedarf pflegen. Bei mir ist im Sommer nach einer solchen Maske gar keine zusätzliche Pflege mehr nötig, da die Haut gut gesättigt ist. Im Winter kann man in die Maske anstatt des Joghurts einen Eidotter geben. Der macht die Maske reichhaltiger, was für die kalte Jahreszeit optimal ist.

Meditation beim Fasten

Die Meditation ist eine Übung, mit der Sie Ihre Fastenerfahrung vertiefen können. Und umgekehrt erleichtert und vertieft das Fasten die Meditation. Wer sich ansonsten mit dem Meditieren schwer tut, wird überrascht sein, wie leicht es beim Fasten fällt, zur Ruhe zu kommen und den Geist auf etwas auszurichten. Wenn Sie gerade erst damit anfangen, nehmen Sie sich zunächst 5–10 Minuten vor, wenn es länger wird, umso besser.

Suchen Sie sich einen Ort, an dem Sie ungestört sind und sich wohlfühlen. Das kann in der Natur, in Ihrem Wohnzimmer oder auch im Büro sein. Machen Sie es sich an Ihrem Meditationsplatz bequem. Die meisten Menschen bevorzugen eine aufrechte Sitzposition gegenüber einer Liegeposition, da die aufrechte Wirbelsäule die Konzentration fördert. Ich persönlich setze mich gerne im Schneidersitz auf ein Kissen am Boden und mache schöne Meditationsmusik an.

Eine wundervolle und beliebte Meditation ist die Lichtmeditation. Es ist eine sehr einfache Übung, die man bereits nach kurzer Zeit (schon nach ein bis zwei Mal) verinnerlicht hat. Dafür stellen Sie eine Kerze vor sich auf und lesen den Verlauf der Übung durch. Fühlen Sie sich frei, die Übung abzuändern, wie Sie möchten.

Und so gehts:

- Schließen Sie die Augen und bringen Sie Ihren Körper zur Ruhe. Dies gelingt am besten durch die Konzentration auf den Atem. Beobachten Sie das Einatmen, Ausatmen und die kleine Atempause dazwischen. Der Atem wird immer langsamer, damit werden auch Körper und Geist ruhiger.
- Nun öffnen Sie die Augen und schauen für ca. eine Minute in die Flamme der Kerze.
- Schließen Sie nun die Augen wieder und nehmen Sie das Licht der Flamme zwischen Ihren Augenbrauen wahr. Fühlen Sie, wie es sich in die Mitte Ihres Kopfes hinein verströmt.
- Von dort aus lassen Sie das Licht hinab wandern in die Mitte Ihres Herzens. Verbleiben Sie mit Ihren Gedanken dort und spüren Sie, wie das Licht Ihr Herz mit Liebe erfüllt.
- Das Licht breitet sich von Ihrem Herzen weiter in den Bauchraum aus, durchströmt Ihre Verdauungsorgane und schenkt ihnen Heilung und Energie.
- Schicken Sie das Licht überall dort hin, wo es gebraucht wird. Wenn Sie z. B. Knieschmerzen haben, lassen Sie es dorthin strömen und heilende Energie bringen.
- Erfüllen Sie jede Körperzelle mit Licht und spüren Sie, wie Ihr ganzes System davon profitiert.
- Wenn Sie wollen, lassen Sie das Licht auch über Ihren Körper hinaus strahlen. Nehmen Sie wahr, wie es sich immer weiter ausbreitet, wie es nach und nach alles erfüllt: Das Haus, in dem Sie gerade sind ... die Nachbarschaft ... den Ort ... das ganze Land ... alle Menschen, alle Tiere, alle Pflanzen – ja, die gesamte Schöpfung ist von diesem Licht der Liebe durchdrungen.
- Spüren Sie, wie Sie mit allem verbunden sind und erfahren Sie die Freude und den Frieden.

- Genießen Sie diesen Moment, solange Sie möchten. Dann kehren Sie mit Ihrer Aufmerksamkeit wieder langsam zurück in diesen Raum. Fühlen Sie nun wieder ganz bewusst Ihren Körper, den Untergrund, auf dem Sie sitzen, Ihren Atem.
- Spüren Sie liebevoll das Licht in Ihnen und seien Sie sich bewusst, dass Sie dieses Licht als ständige Kraft in Ihnen tragen, dass es immer für Sie da ist.
- Atmen Sie einige Male tief ein und aus, strecken und recken Sie sich ein wenig und öffnen Sie dann langsam die Augen.

Fastenbrechen und Aufbautage – Essen nach dem Heilfasten

Die Fastentage, in denen Sie von Ihren Körperdepots gelebt haben, sind vorüber. Nun muss der Körper wieder auf Ernährung von außen umgestellt werden. Ein Prozess, bei dem es um die Aktivierung von Verdauungsfunktionen geht, die während des Fastens geruht hatten. Dabei ist es sehr wichtig, behutsam vorzugehen und nur kleine Portionen zu essen. Die volle Verdauungsleistung wird erst in ein paar Tagen wieder hergestellt sein.

Für den Kostaufbau nach einer 7–10-tägigen Heilfastenkur sind mindestens drei Tage einzuplanen. Die Faustregel ist, dass man ca. ein Drittel der Fastenzeit als Aufbauzeit anhängt. Davor wären Magen und Darm nicht in der Lage, eine normale Portion problemlos zu verarbeiten.

Das Fastenbrechen

Die Beendigung des Fastens mit der ersten Nahrungsaufnahme nennt man Fastenbrechen. Es ist der Beginn der Aufbautage.

Ein frischer Apfel ist ideal als erste Nahrung nach einer Fastenkur. Wichtig ist, dass Sie ihn langsam und intensiv kauen. Zelebrieren Sie ihn so richtig und lassen Sie sich Zeit. Sie werden staunen, wie intensiv so ein Apfel schmecken kann. Beim Kauen wird die Nahrung eingespeichelt, dabei beginnt bereits die Vorverdauung im Mund. Der richtige Apfelgenuss beim Fastenbrechen darf 20 Minuten dauern. Wenn Sie möchten, können Sie den Apfel auch dünsten. Ich empfehle jedoch, ihn roh zu essen, weil er so die Verdauung und Darmperistaltik viel besser anregt. Aber das entscheiden Sie am besten nach Ihrem Gefühl. Wenn Sie lieber eine Karotte essen möchten, ist das auch in Ordnung.

Das Fastenbrechen wird gerne am Vormittag vollzogen, es ist aber keine fixe Regel. Sie können genauso gut den Nachmittag dazu wählen. Der Vormittag wird deshalb empfohlen, weil man dann am selben Tag auch noch Zeit hat, weitere Mahlzeiten einzunehmen. Nach dem ersten Apfel soll man mindestens 3 Stunden bis zum nächsten Essen warten. Wenn Sie am späten Nachmittag das Fasten brechen, sollten Sie auf jeden Fall darauf achten, dass ihr Abendessen nicht allzu spät eingenommen wird – mindestens 3 Stunden vor dem Schlafengehen.

Die Aufbautage nach dem Heilfasten

Ich selbst esse an den ersten beiden Aufbautagen Rohkost – das kurbelt die Darmtätigkeit ungemein an und so lässt der erste Stuhlgang nicht allzu lange auf sich warten. Wer Rohkost nicht gut verträgt (was sich nach dem Fasten allerdings geändert haben könnte), nimmt jeden Morgen einen Esslöffel Flohsamenschalen mit einem halben Liter Wasser ein. Auch das beschleunigt die Darmpassage. Die Rohköstler können das natürlich ebenfalls tun. Weitere Tipps gegen Verstopfung finden Sie in Kapitel 3 beim Basenfasten ab S. 100.

In der Regel dauert es bis zum ersten Toilettengang zwischen ein und drei Tagen. Wenn Sie am vierten Tag nach dem Fastenbrechen noch keinen Stuhlgang haben, können Sie mit einem Einlauf nachhelfen. Bei manchen Menschen, die prinzipiell eher zu Verstopfung neigen, braucht der Darm zu Beginn unter Umständen einfach ein bisschen Unterstützung. Das ist keine Seltenheit und muss Sie nicht beunruhigen.

Verwenden Sie für den Kostaufbau qualitativ hochwertige frische Lebensmittel aus biologischem Anbau. Konservierte und mit Zusatzstoffen versehene Lebensmittel würden den gereinigten Organismus nur unnötig belasten. Ob Ihnen eher Rohkost oder gekochte Nahrungsmittel in der Aufbauzeit bekommen, müssen Sie selbst ausprobieren.

Welche Lebensmittel sind für die Aufbautage zu empfehlen?

- Saisonales Bio-Obst: Äpfel, Birnen, Kirschen, Zwetschken, Beeren usw. Zu beachten ist, dass Sie nicht alle Sorten auf einmal essen. Machen Sie sich also erstmal keinen Obstsalat, sondern beschränken Sie sich auf ein bis zwei Sorten pro Mahlzeit. Bananen sind erstmal zu meiden, da sie eine stopfende Wirkung haben.

- Saisonales Bio-Gemüse: Karotten, Zucchini, Paprika, Gurken, Süßkartoffeln, grünes Blattgemüse, Kräuter usw. Sie können sich z. B. einen Smoothie machen oder Gemüsesticks knabbern.
- Trockenfrüchte: Dörrpflaumen, Datteln, Rosinen, Feigen usw. Legen Sie die Früchte über Nacht in Wasser ein und verzehren Sie sie dann samt des Einweichwassers.
- Leinsamen und Nüsse. Schroten Sie den Leinsamen frisch und geben Sie ihn z. B. in den Smoothie oder über das aufgeschnittene Obst. Walnüsse, Mandeln, Paranüsse, Cashewkerne machen sich auch sehr gut.
- Frisches Sauerkraut oder Sauerkrautsaft beschleunigen die Verdauung sehr. Aber Vorsicht, erstmal nur kleine Mengen essen (2 EL) bzw. trinken (150 ml). Es kann hier auch zu Blähungen kommen.
- Wer möchte, kann auch magere fermentierte Milchprodukte wie Buttermilch, Joghurt und Kefir in Maßen zu sich nehmen.

Sie können am letzten Fastentag schon alles besorgen oder besorgen lassen, falls Sie sich den Verlockungen des Lebensmittelgeschäftes nicht aussetzen möchten. Ich persönlich genieße es allerdings sehr, über den Bauernmarkt zu schlendern und für den Kostaufbau einzukaufen.

Entweder Sie stellen sich aus den genannten Lebensmitteln Ihre eigenen Kreationen zusammen oder Sie schauen sich meine Rezepte an und erstellen daraus Ihre Einkaufsliste. Sie können sich auch gerne mein Video über die Aufbautage ansehen: https://lana.li/hfb9

QR-Code: Aufbautage Video

Die Art und Weise, wie Sie wieder zu essen beginnen, ist elementarer und entscheidender Bestandteil einer gut ausgeführten Fastenkur. Wenn Sie sich an die nachfolgenden Punkte halten, haben Sie keinen Jo-Jo-Effekt zu erwarten, und Sie können diese Phase der Kur sehr gut nutzen, um Ihren Umgang mit Essen nachhaltig zu verändern. Die Aufbauphase nach dem Fasten gilt als die beste Zeit für ein Esstraining, um eine Ernährungsumstellung einzuleiten.

Auf einen Blick – Tipps für gelungene Aufbautage und danach

- Setzen Sie sich in Ruhe zum Essen.
- Für das Fastenbrechen empfiehlt sich ein roher Apfel oder eine Karotte. Kauen Sie gründlich. Lassen Sie 3 Stunden Abstand zur nächsten Mahlzeit.

- Essen Sie in den ersten beiden Tagen am besten Rohkost (Obst und Gemüse), um Ihre Verdauung zu aktivieren. Wenn Sie Rohkost nicht vertragen, essen Sie dennoch ballaststoffreich – dünsten Sie Ihr Gemüse und machen Sie aus dem Obst gekochtes Kompott oder Mus.
- Nehmen Sie jeden Morgen einen Esslöffel Flohsamenschalen mit einem halben Liter Wasser zu sich, um die Darmpassage zu beschleunigen.
- Vermeiden Sie während des Aufbaus Fleisch, Fisch, Käse, Überbackenes, Frittiertes, Alkohol, Süßigkeiten, Konserviertes, Fertigprodukte.
- Essen Sie kleine Portionen.
- Essen Sie langsam und kauen Sie gut, bis das Essen im Mund breiig ist.
- Spüren Sie beim Sättigungsgefühl nach – hören Sie auf die Signale des Körpers.
- Vermeiden Sie Ablenkungen beim Essen – konzentrieren Sie sich auf das, was Sie gerade tun und essen Sie nicht nebenbei.
- Richten Sie die Mahlzeiten liebevoll an und schaffen Sie eine schöne Atmosphäre beim Essen. Empfinden Sie Dankbarkeit für die wertvollen Lebensmittel.
- Gönnen Sie sich hochwertige Lebensmittel, die Ihre Gesundheit fördern und schaden Sie sich nicht mit minderwertigen Kalorienbomben.
- Halten Sie Nahrungspausen ein – keine Snacks zwischen den Mahlzeiten.
- Trinken Sie weiterhin 2–3 Liter Wasser und Kräutertees über den Tag verteilt zwischen den Mahlzeiten, nicht direkt dazu.
- Bewegen Sie sich weiterhin dreimal die Woche für mindestens 30 Minuten, sodass Sie außer Atem kommen.
- Gönnen Sie sich Ruhephasen über den Tag und verrichten Sie Dinge mit Achtsamkeit.

Essensplan für die Aufbautage

Die nachfolgenden Gerichte sind Vorschläge für drei Aufbautage. Sie finden die genaue Zubereitung im Anschluss.

DER ERSTE AUFBAUTAG

- In der Früh bzw. am Vormittag: Fastenbrechen mit einem Apfel bzw. einer Karotte – dazu nach Belieben bis zu maximal drei Mandeln oder Walnusskerne

- Mittagessen: Beeren-Smoothie
- Abendessen (nicht zu spät): Frischkost-Salatteller

DER ZWEITE AUFBAUTAG

- Frühstück: Beeren- Nussmüsli (oder Overnight Oats)
- Mittagessen: Sauerkraut-Apfelfrischkost
- Abendessen: max. 250 g Milch-Kefir mit 1 EL geschroteten Leinsamen oder als Alternative ungezuckertes Mus aus Birnen und ein bis zwei Stück selbstgebackenes Fastenbrot oder F.-X.-Mayr-Kurbrötchen

DER DRITTE AUFBAUTAG

- Frühstück: max. 250 g ungezuckertes Apfelmus mit 1 EL geschroteten Leinsamen und 3 Stück eingeweichten Dörrpflaumen
- Mittagessen: Kartoffelsuppe
- Abendessen: Kürbiscremesuppe und 2–3 Stück Fastenbrot oder F.-X.-Mayr-Kurbrötchen

Die Rezepte für die Aufbautage

Bis auf die Brote sind die Mengenangaben jeweils für eine Portion konzipiert. Gerne können sie die Mengen vervielfachen und für mehrere Mahlzeiten vorbereiten. Es ist nämlich nicht notwendig, zu jeder Mahlzeit etwas anderes zuzubereiten. Die verschiedenen Rezepte können auch einfach nur als Auswahlmöglichkeiten gesehen werden. Weitere Smoothie- und Suppenrezepte finden Sie im Rezeptteil.

BEEREN-SMOOTHIE

DIE BIO-ZUTATEN
• 200 g Beeren oder eine Beerenmischung Ihrer Wahl, z. B. Heidelbeeren, Himbeeren, Erdbeeren, Johannisbeeren usw.
• 1 kleine Birne oder ein kleiner Pfirsich (je nach Saison)
• 100 ml Mandelmilch (Im Rezeptteil finden Sie meine selbstgemachte Mandelmilch)
• Eine Prise echtes Vanillepulver (getrocknete Vanille)

DIE ZUBEREITUNG

Alle Zutaten gut waschen, eventuell entkernen und zusammen ca. eine Minute in einem Hochleistungsmixer auf hoher Stufe mixen. Fertig!

FRISCHKOST-SALATTELLER

DIE BIO-ZUTATEN

- 2 Handvoll Salate der Saison (2 über und 2 unter der Erde gewachsene, z. B. Blattsalat – Gurke, Radieschen – Karotten)
- getrocknete oder frische Kräuter
- 1 EL Naturjoghurt
- 2 EL Apfelessig
- 2 EL Olivenöl
- etwas Natursalz
- 1 EL Kürbiskerne (in der Pfanne trocken geröstet)

DIE ZUBEREITUNG

1. Blattsalate waschen und zerteilen, Wurzelsalate putzen und fein raspeln. Auf einem Teller anrichten.
2. Apfelessig, Olivenöl, Joghurt und Salz zu einer Marinade vermischen und über den Salat geben. Kräuter und Kürbiskerne darüber verteilen.

BEEREN-NUSS-MÜSLI (ODER OVERNIGHT OATS)

DIE BIO-ZUTATEN

- 100 g Beeren, z. B. Heidelbeeren, Himbeeren, Erdbeeren etc. (frisch oder TK)
- 50 g Haferflocken
- 160 ml Hafer- oder Mandelmilch
- 2 EL Nüsse, z. B. Walnusskerne, Mandeln, Haselnüsse etc. (grob gehackt)
- 1 EL Rosinen
- 1 TL Leinsamen (frisch geschrotet)

DIE ZUBEREITUNG

1. Für ein gewöhnliches Müsli einfach alle Zutaten in einer Schüssel verrühren. Wenn Sie Tiefkühl-Beeren verwenden, lassen Sie diese zuvor auftauen.

2. Für die besser verträgliche Variante der Overnight Oats verrühren Sie die Haferflocken am Vorabend mit der Pflanzenmilch und lassen Sie sie über Nacht (oder mindestens 30 Min.) abgedeckt stehen. Danach mit den restlichen Zutaten vermengen.

SAUERKRAUT-APFEL-FRISCHKOST

DIE BIO-ZUTATEN

- 150 g naturvergorenes Sauerkraut
- 1 saftiger Apfel
- 1 EL Kürbiskerne (in der Pfanne trocken geröstet)

DIE ZUBEREITUNG

1. Sauerkraut mit einem scharfen Messer auf einem Holzbrett einige Male durchschneiden, Apfel fein raffeln und mit dem Sauerkraut vermengen.
2. Kürbiskerne in der Pfanne trocken rösten und über das Sauerkraut-Apfel-Gemisch streuen.

KARTOFFELSUPPE

DIE BIO-ZUTATEN

- 2 mittelgroße Kartoffeln
- 1 Karotte
- ein wenig Sellerie und Porree
- gemahlener Kümmel und Majoran
- 2 EL (Hafer-) Sahne
- etwas Natursalz
- 300 ml Wasser

DIE ZUBEREITUNG

1. Kartoffeln, Karotte, Sellerie und Porree kleinwürfelig schneiden.
2. Kartoffelwürfel mit etwas Natursalz und Wasser zustellen und ca. 5 Minuten kochen.
3. Die restlichen Gemüsewürfel dazugeben und weitere 5 Minuten kochen.
4. Kümmel, Majoran und Sahne einrühren, vom Herd nehmen und zugedeckt 15 Minuten ziehen lassen.

KÜRBISCREMESUPPE

DIE BIO-ZUTATEN

- 200 g Kürbis, z. B. Hokkaido (dieser muss nicht geschält werden)
- 1 EL Kokosöl
- 1 Zwiebel
- 1 kleines Stück Ingwer (ca. mandelgroß)
- 350 ml Wasser oder Gemüsebrühe (falls von der Fastensuppe noch etwas übrig ist)
- 100 ml Kokosmilch
- 1 Prise Natursalz
- Thymian, Pfeffer

DIE ZUBEREITUNG

1. Zuerst Zwiebel und Ingwer schälen, in feine Stückchen schneiden und in einem Topf in Kokosöl kurz anschwitzen.
2. Danach das geschälte, gewürfelte Kürbisfleisch zugeben, kurz mitbraten und danach mit dem Wasser aufgießen.
3. Alles gut würzen (mit Pfeffer, Muskat, Thymian und etwas Natursalz), die Kürbisstücke darin bei leichter Hitze weichkochen.
4. Zum Schluss die Kokosmilch kurz mitkochen und anschließend alles mit einem Pürierstab oder im Standmixer pürieren.

FASTENBROT

DIE BIO-ZUTATEN

- 250 g Vollkornmehl, fein gemahlen (Dinkel, Roggen, Buchweizen oder Mischungen daraus)
- 8 EL Wasser
- 4 EL Olivenöl
- 1 Prise Natursalz

DIE ZUBEREITUNG

1. Alle Zutaten mischen und zu einem geschmeidigen Teig kneten. Sollte sich der Teig zu hart anfühlen, noch etwas Wasser dazugeben.

2. Backpapier auf ein Backblech geben, Teig sehr dünn ausrollen und auf das Blech legen. Mit einem Teigrad in etwa 3 x 6 cm große Rechtecke schneiden. Die Teigmasse reicht für etwa 2 Backbleche.
3. Anschließend den gesamten Teig am Blech mit kaltem Wasser stark bespritzen und mit einer Gabel mehrmals einstechen.
4. Zum Schluss mit Kümmel, Leinsamen, Sesam, Sonnenblumenkernen oder grob zerkleinerten Kürbiskernen bestreuen. Mit trockenen Händen die Samen andrücken.
5. Im vorgeheizten Backofen bei 200 Grad ca. 15 Minuten backen.

Das Rezept inkl. Video zu den **F.-X.-Mayr-Kurbrötchen finden** Sie in Kapitel 3 auf S. 121 bei der F.-X.-Mayr-Kur.

Tipp für Berufstätige

Wenn Sie während der Aufbautage schon wieder arbeiten müssen und nicht die Zeit haben für den obigen Speiseplan, können Sie aus Ihren Aufbautagen Smoothie-Tage machen. Einfach in der Früh die Menge für den Tag (maximal 3 x 250 ml) zubereiten, in Gläser mit Schraubverschluss füllen und mitnehmen (idealerweise kühlstellen). Wer es lieber pikant mag, kann das Gleiche mit pürierten Gemüsesuppen machen oder beides in Abwechslung. Einige Fastenbrötchen dazu und fertig. Weitere Smoothies und Suppen finden Sie im Rezeptteil (Kapitel 5).

Weiter Abnehmen nach dem Fasten

Wenn Sie sich während der Fastenkur regelmäßig auf die Waage gestellt haben, wird Ihnen aufgefallen sein, dass Sie in den ersten drei Tagen am meisten Gewicht verloren haben. Sie wissen bereits, dass das zum einen daran liegt, dass sich Ihr Darm entleert hat – da kann man schon mal zwei Kilogramm loswerden. Und zum anderen entwässert der Körper in den ersten Tagen auch sehr stark. Das kann Sie nochmal das eine oder andere Kilogramm kosten. Danach spielt es sich eher im 250-Gramm-Bereich pro Tag ab, aber das ist dann auch tatsächlich Fett, das Sie verbrennen. Wenn Sie sich beim Fasten viel bewegen, kurbeln Sie die Fettverbrennung massiv an. Da der Körper kaum Kohlenhydrate zur Verfügung hat, die er verheizen kann, muss er jede benötigte Kalorie aus den Fettdepots beziehen. Wie Sie wissen, verheizt Ihr Körper keine Muskelmasse zur Energiegewinnung. Auf

Muskeln würde er erst nach sehr langen Fastenperioden zugreifen, wenn die Fettdepots verbraucht sind. Eine solche Fastenperiode ist unter allen Umständen zu vermeiden.

Während der Aufbautage werden Sie auch noch etwas Fett verlieren, das Gewicht wird allerdings aus bereits genannten Gründen vermutlich nicht sinken (Wasser im Bindegewebe und Darminhalt kommen zurück). Wenn Sie den Gewichtsverlust und die Leichtigkeit des Fastens nun nutzen möchten, um eine nachhaltige Gewichtsreduktion voranzutreiben, finden Sie neben meinen wichtigsten fünf Ernährungsregeln beim Abnehmen von Seite 28 noch weitere Tipps im Kapitel 4 zusammengefasst. Sollten Sie mit Ihrem Gewicht zufrieden sein, können Sie sich dennoch den einen oder anderen Gesundheitstipp herauspicken und ansonsten nach den Aufbautagen einfach wieder nach Lust und Laune essen.

Der Jo-Jo-Effekt

Der Jo-Jo-Effekt tritt häufig nach Diäten auf und beschreibt folgendes Phänomen: Durch die verringerte Kalorienzufuhr bei wochen- oder monatelangen Diäten stellt sich der Stoffwechsel und somit der Grundumsatz auf Sparflamme ein. Das heißt, man verbraucht weniger Kalorien als vor der Diät, weil sich der Organismus der geringeren Kalorienzufuhr anpasst. Wenn die Diät vorüber ist und man wieder die gleiche Kalorienmenge wie vor der Diät zu sich nimmt, wird ein Teil davon nicht verbrannt, sondern gespeichert – als Reserve für die nächste Hungerperiode sozusagen. Dieses intelligente System hat dem Menschen das Überleben in kargen Zeiten ermöglicht. In der heutigen Überflussgesellschaft ist es jedoch vielen Menschen ein Gräuel und der Grund dafür, warum Diäten meist nicht die Lösung sind, wenn man Übergewicht nachhaltig abbauen will.

Im Gegensatz zu einer herkömmlichen Reduktionsdiät werden beim Fasten Stoffwechsel und Hormonhaushalt komplett umgestellt. Das führt dazu, dass der Körper nicht auf Sparflamme umschaltet, sondern vor allem den Fettstoffwechsel hochfährt (vgl. Ketose S. 18 und Grundumsatz S. 31).

Auch langfristig gesehen kurbeln regelmäßige Fastenkuren sowie das Intervallfasten den Energiestoffwechsel an. Mein Mann und ich fasten zweimal im Jahr für etwa 8 Tage. Und das schon seit vielen Jahren. Wenn wir nicht gerade fasten, sind wir beide dem guten Essen sehr zugetan und absolute Genießer. Dass wir durch das Fasten definitiv keinen Jo-Jo-Effekt erleben, sieht man an unserer Statur. Wir halten uns an zwei einfache Regeln während des Fastens und direkt danach: Zum einen ist es die tägliche Bewegung und zum anderen ist es das Einhalten der Aufbautage, also das sukzessive und langsame Steigern der Nahrungsmenge nach dem Fasten.

Ich kenne tatsächlich niemanden, der durch regelmäßiges Heilfasten dicker geworden ist – hingegen kenne ich viele diätgeschädigte Menschen, die sich durch lange einseitige Diäten den Stoffwechsel ruiniert haben.

Darm-Mikrobiom in Balance halten

Wie Sie bereits wissen, ist eine Heilfastenkur mitunter das Beste, was Sie für Ihren Darm und sein Mikrobiom tun können. Die gesundheitsfördernden Bakterien in Ihrem Darm nehmen an Diversität und Stressresistenz zu. Gleichzeitig werden die schädlichen Mikroben wie Fäulniserreger reduziert. Es wäre wünschenswert, diese Darmsituation auch nach dem Fasten zu erhalten bzw. die Besiedelung Ihrer Darmschleimhaut mit guten Bakterien weiter voranzutreiben. Dazu gibt es neben einer natürlichen, zuckerreduzierten Ernährung vor allem zwei konkrete Maßnahmen, die maßgeblich dazu beitragen.

1. PROBIOTISCHE LEBENSMITTEL

Bauen Sie in ihre Ernährung probiotische Lebensmittel ein. Als probiotisch werden Lebensmittel bezeichnet, die gesundheitsfördernde Bakteriengattungen enthalten. Fermentierte Lebensmittel, gesäuerte Milchprodukte wie Buttermilch, nicht hitzebehandelter Joghurt, Kefir, Miso oder frisches rohes Sauerkraut liefern gute Bakterien in größeren Mengen. Sie können Gemüse auch ganz leicht selbst fermentieren. In diesem Video zeige ich, wie es geht: https://lana.li/hfb10

QR-Code: Fermentation Video

Unterstützend kann man für einige Wochen auch ein Probiotika-Präparat zu sich nehmen. Gerade nach dem Fasten ist eine sehr gute Zeit dafür. Hochwertige Produkte bekommen Sie in jeder Apotheke oder übers Internet.

2. PRÄBIOTISCHE LEBENSMITTEL

Damit sich die mit der Nahrung aufgenommenen Bakterien in Ihrem Darm auch wohlfühlen, müssen Sie ihnen genügend geeignetes Futter anbieten. Sie ernähren sich von speziellen Ballaststoffen, die man Präbiotika nennt.

Ohne diese Ballaststoffe verhungern unsere Helfer im Darm. Die Spitzenreiter unter den präbiotischen Nahrungsmitteln sind Topinambur, Pastinaken, Spargel, Chicorée, Knoblauch, Zwiebeln, Lauch, grüne Bananen, Schwarzwurzeln, Artischocken, Hafer und Roggen. Es gibt sogar ein sehr leckeres Süßungsmittel, welches stark präbiotisch wirkt, nämlich den Yaconsirup (dazu mehr bei den Zuckeralternativen in Kapitel 4 ab Seite 171).

Außerdem mögen unsere gesundheitsfördernden Bakterien sogenannte „resistente Stärke", die sich beispielsweise bildet, wenn man Kartoffeln, Nudeln oder Reis kocht und anschließend abkühlen lässt. Dabei kristallisiert die Stärke aus und wird resistenter gegen die Verdauung im ersten Abschnitt. So kommt sie unversehrter bei den hungrigen Helferlein im Dickdarm an und stärkt diese optimal. Die resistente Stärke bleibt übrigens auch beim Wiedererwärmen erhalten.

Auch Präbiotika gibt es als Präparate zur zusätzlichen Unterstützung. Apfelpektin und Inulin sind hier empfehlenswert.

Was es sonst noch alles bei einer darmfreundlichen Ernährung zu beachten gilt, habe ich in diesen beiden Videos zusammengefasst:

- Tipps für einen gesunden Darm Teil 1:
  https://lana.li/hfb11
- Tipps für einen gesunden Darm Teil 2:
  https://lana.li/hfb12

QR-Code: Darm Video Teil 1

QR-Code: Darm Video Teil 2

In meiner Kur zur Leberentgiftung und Darmreinigung in Kapitel 3 ab Seite 142 finden Sie meine persönliche Empfehlung für sehr hochwertige Produkte zum Darmflora-Aufbau (Fermentierter Kräuterextrakt mit Effektiven Mikroorganismen sowie ein hochwirksames Probiotikum)

Chancen und Herausforderungen der Aufbautage

DIE CHANCEN

1. Beste Ausgangssituation für Veränderungen

Mit dem Fasten haben Sie einen Reset-Knopf gedrückt. Das heißt, Ihre Stoffwechselparameter, das Darm-Mikrobiom und viele Abläufe in Ihrem Körper sind sozusagen auf Werkseinstellung zurückgesetzt worden. Vieles läuft wieder wie geschmiert. Aber auch der Geist und die Psyche haben vom

Fasten profitiert, sofern Sie es ganzheitlich angegangen sind – Sie wissen schon: Ruhephasen, Stille, Zeit für sich und Meditation.

Sie könnten also in keiner besseren Situation sein, um einen achtsamen Neubeginn und die Überleitung in neue, gesündere Gewohnheiten durchzuführen. Das Fastenbrechen soll kein Entlassenwerden in die alten Automatismen sein, zumindest dann nicht, wenn Sie mit ihnen unzufrieden waren. Es ist nie einfacher als jetzt, neue Verhaltensweisen einzuüben. Im Idealfall ist durch das leichte Gefühl beim Fasten Ihre Motivation geweckt, über die Fastenkur hinaus mehr für sich und Ihr Wohlbefinden zu tun. Die Aufbautage sind eine wesentliche Phase in diesem ganzen Prozess.

2. Geschmack und Wahl der Lebensmittel

Ihre Geschmacksknospen sind jetzt nicht mehr von dem ganzen Salz, Zucker und den Geschmacksverstärkern betäubt, sondern quasi jungfräulich und empfindlich auf die wahren Geschmäcker der puren, frischen Lebensmittel. Nutzen Sie diesen Zustand, um mehr Natürlichkeit in Ihrer Ernährung zu etablieren. Würzen Sie beispielsweise mit Kräutern und echten Gewürzen. Besonders intensive Kräuter wie Salbei, Rosmarin, Korianderkraut und Petersilie verleihen eine kräftige Würze. Auch Pfeffer, Chili und Currymischungen machen eine pikante Note. Es gibt auch gute Alternativen zu weißem Haushaltszucker – ich verwende z. B. sehr gerne Kokosblütenzucker, Dattelsüße oder Birkenzucker. Mehr dazu in Kapitel 4.

Besuchen Sie Kochkurse für gesunde Ernährung, z. B. veganes Kochen, auch wenn Sie nicht streng vegan leben möchten, ist es sehr hilfreich zu wissen, wie man schmackhafte Gerichte ohne tierische Lebensmittel zubereitet. Wenn Sie nämlich die Liste der gesündesten Lebensmittel auf Seite 179 ansehen, ist da überhaupt nichts Tierisches dabei. Für mich persönlich sind tierische Lebensmittel Genussmittel. Ich ergänze also meine pflanzenbasierte Ernährung sehr gerne mit hochwertigen tierischen Produkten, wie z. B. einem guten Bio-Rohmilchkäse oder Eier von unseren eigenen Hühnern. Es darf auch mal ein Stück Fleisch oder heimischer Fisch sein.

3. Sättigung und Menge

Ein wunderbarer Effekt des Fastens ist, dass Ihr Sättigungsgefühl wieder funktioniert. Wenn Sie zuvor oft über den Hunger hinaus gegessen haben, wird es Ihnen jetzt leichter fallen, achtsam wahrzunehmen, wann es genug ist. Wir alle essen im Grunde viel mehr als wir brauchen und überlasten dadurch unser System permanent. Sie haben durch das Fasten selbst erfahren, dass Ihr Körper sogar eine ganze Woche sehr gut ohne Essen zurechtkommt. Forscher überall auf der Welt konnten in unzähligen Untersuchungen feststellen, dass eine leichte Kalorienrestriktion, also das Reduzieren der Kalorienaufnahme, bei allen untersuchten Organismen positive gesundheitliche Auswirkungen hat und lebensverlängernd wirkt. Natürlich ist es keine Option, ständig hungrig herumzulaufen. Aber zumindest zwischen den Mahlzeiten so lange zu pausieren, dass ein wirkliches Hungergefühl entsteht, ist ein richtig guter Plan. Zumal man dann auch wirklich mit Genuss isst.

Man kann auch lernen, sich nicht bis zum Anschlag voll zu mampfen – es ist wirklich nur eine Frage der Gewohnheit. In der TCM (Traditionellen Chinesischen Medizin) heißt es z. B., der Magen soll nur zu drei Viertel gefüllt sein, damit er die Nahrung gut mit den Verdauungsenzymen vermischen kann. Das leuchtet ein. Wenn Sie auf die Qualität von Lebensmitteln achten und vor allem leere Kalorien reduzieren, also Lebensmittel, in denen keine Vitalstoffe, dafür aber viele Kalorien enthalten sind, werden Sie sich tatsächlich besser gesättigt fühlen, weil Ihr Körper alles bekommt, was er braucht. Die Lebensmittel von Seite 179 versorgen ihn mit den nötigen Vitalstoffen.

4. Empfindsamer und wählerischer

Durch das Fasten werden Sie insgesamt empfindsamer, das heißt, Sie nehmen Bedürfnisse Ihres Körpers eher wahr, spüren, welche Nahrung Ihnen guttut – das gilt auch für geistigen und seelischen Input. Möglicherweise wollen Sie auch auf dieser Ebene wählerischer sein mit dem, was Sie in sich hineinlassen. Ein Beispiel wäre, wenn Sie jemand waren, der abends vor dem Fernseher seine Zeit totgeschlagen hat, haben Sie jetzt vielleicht Lust, diese Lebenszeit mit inspirierenden Dingen zu verbringen, die Sie mit Freude erfüllen. Das kann vieles sein, zum Beispiel öfter schöne Spaziergänge in der Natur zu machen, zum Yoga zu gehen, zum Sport oder in die Sauna, ins Theater oder in Konzerte zu gehen, gute Literatur zu lesen, sich weiterzubilden, eine Sprache zu lernen, einen Kochkurs zu besuchen oder einen Mal- oder Töpferkurs. Vielleicht wollten Sie immer schon ein Instrument lernen oder ein zweites berufliches Standbein aufbauen. Haben Sie irgendeinen Traum, für dessen Umsetzung es sich lohnt, Zeit zu investieren? Dann nehmen Sie sich genau die Zeit, in der Sie früher kontraproduktive und ungesunde Dinge gemacht haben. Ja, ich weiß, das kann Disziplin kosten, aber glauben Sie mir eins, Disziplin gehört neben Mut zu den wichtigsten Eigenschaften für ein freies und glückliches Leben. Wenn Sie es schaffen, tagelang nicht zu essen, haben Sie sich selbst bewiesen, dass Sie sehr diszipliniert sein können.

Die Herausforderungen

Es gibt auch gewisse Herausforderungen, wenn man wieder zu essen beginnt. Für viele Menschen sind die Aufbautage schwieriger als das eigentliche Fasten. Der Grund dafür ist schnell erklärt: Während des Fastens ist das Hungergefühl gedämpft. Wenn man zu essen beginnt, kommen Appetit und Hunger zurück. Dann heißt es, die Gelüste zu zügeln. Vermeiden Sie, an Speisen zu denken, welche während der Aufbautage noch tabu sind. Nehmen Sie meine Tipps für die Aufbautage zu Hilfe. Auch ich selbst musste nach meinen ersten Fastenkuren große Disziplin aufwenden, um meinen Appetit zu zügeln. Mit der Zeit wurde diese Phase allerdings immer leichter.

Ich kann Ihnen nicht sagen, wie es Ihnen gehen wird, ob Sie eher die Chancen wahrnehmen oder aber sich von Ihren Gelüsten überwältigen lassen. Aber auch wenn es Ihnen passiert, dass Sie zu Beginn über die Stränge schlagen, machen Sie sich keine Vorwürfe, sondern führen Sie am nächsten Tag Ihre Aufbautage einfach weiter.

Was alles möglich ist

„Fasten heißt, sich frei machen von den tausend Fesseln, den tausend toten Dingen, die man dir angepriesen und aufgedrängt hat, als seien sie unerlässlich für dein Leben." Phil Bosmans

Haben Sie die Kraft des Verzichts, des Einfachen wahrgenommen? Behalten Sie diese Erfahrung und nutzen Sie sie, um Ihr Leben von allem Unnützen, das Sie belastet zu befreien. Ob das zu viele Kilos sind, zu hohe Fixkosten, die Sie in einem ungesunden Hamsterrad festhalten oder ob Ihre Seele noch nicht ausgeheilte Wunden mit sich herumträgt, die endlich angesehen werden wollen – es gibt immer Wege, sich in Richtung Leichtigkeit und Freiheit zu bewegen. Sie haben mit dieser Fastenkur den ersten Schritt getan. Nun gehen Sie weiter und schauen Sie, was mit Ihrem Körper und mit Ihrem Leben passiert.

Die Fastenkur auf einen Blick

Entlastungstag(e)	**1. Fastentag**
Ernährung – reichlich Wasser und Kräutertee trinken (2–3 l) – Geeignete Lebensmittel: Haferflocken, gedünstetes Gemüse, Naturreis, Kartoffeln und Obst – achtsam und ausreichend lange kauen – Genussmittel wie Kaffee, Alkohol und Nikotin weglassen Siehe S. 43 ff.	**Ernährung** – reichlich Wasser und Kräutertee trinken (2–3 l) – **Früh:** Darmentleerung mit oral eingenommenem Abführmittel Ihrer Wahl (S. 47 ff.) – **Mittag:** 250 ml Gemüse-Obst-Saft mit einem halben TL Leinöl – **Abend:** bis zu 400 ml Fastensuppe (S. 40 ff.)
Begleitende Maßnahmen – Stress reduzieren, auf das Fasten einstimmen z. B. mit einem Waldspaziergang, einer Meditation oder einem schönen Bad – mind. 30 Minuten Bewegung, sodass Sie außer Atem kommen	**Begleitende Maßnahmen** – Einstieg in das Fasten mit der Darmentleerung – zur Förderung der Darmentleerung leichte Bewegung (z. B. Gymnastik) zu Hause und Bauchmassage im Uhrzeigersinn – viele Ruhephasen – Mittag oder Abend: Unterstützung der Entgiftungsarbeit der Leber durch Leberwickel (S. 65 ff.)
Fastenprozesse – der Körper beginnt mit dem Entwässern durch die reduzierte, salzarme Kost – die Verdauungsorgane werden entlastet – Glykogenspeicher der Leber werden bereits angezapft – Koffeinentwöhnung, ggf. mit Kopfschmerzen verbunden	**Fastenprozesse** – durch die Darmentleerung bekommt der Körper den Impuls zur Ausscheidung und Ernährung von innen – Insulinspiegel beginnt zu sinken – fortlaufende Entwässerung reduziert den Blutdruck – Glykogenspeicher werden geleert – mögliche Fastenbeschwerden treten ein (S. 59 ff.)

2.–7. Fastentag

Ernährung

- reichlich Wasser und Kräutertee trinken (2–3 l)
- Früh: eventuell Zitronensaft oder Honig in den Kräutertee geben
- Mittag: 250 ml Gemüse-Obst-Saft mit einem halben TL Leinöl
- Abend: bis zu 400 ml Fastensuppe

Begleitende Maßnahmen

- am Morgen Trockenbürstenmassage zur Anregung der Durchblutung
- gute Mund-/Zungenpflege
- mind. 30 Min Bewegung
- Ruhephasen einbauen, entspannen, meditieren
- mittags oder abends Leberwickel
- Basenbad (oder Fußbad) mindestens zweimal die Woche oder nach Bedarf (S. 67–68)
- Einlauf mindestens jeden zweiten Tag oder nach Bedarf (S. 53 ff.)
- kalte Kneippgüsse bei Bedarf (S. 72)
- Sauna, wenn verträglich zweimal die Woche

Fastenprozesse

- **2. Tag:** Glykogenspeicher sind leer und der Körper stellt auf den Fastenstoffwechsel um; er beginnt sich von seinen Fettreserven zu ernähren (unter Bildung von Ketonkörpern); Einlauf unterstützt die Regeneration des Darms
- **3. Tag:** Fastenstoffwechsel ist voll im Gang; Reparaturvorgänge (Autophagie) laufen; Umstellung des Hormonsystems verhindert Herunterfahren des Stoffwechsels.
- **4. Tag:** Nervensystem kommt in den Entspannungsmodus und Serotonin wirkt verstärkt; Autophagie läuft fortwährend
- **ab 5. Tag:** alle Stoffwechselparameter verbessern sich: Entzündungswerte sinken, Blutfettwerte verbessern sich; niedriger Blutzuckerspiegel, reduzierter Blutdruck

Fastenbrechen und 1. Aufbautag	2. und 3. Aufbautag
Ernährung – wie bisher reichlich Wasser und Kräutertee trinken – **Früh:** Fastenbrechen mit einem Apfel roh oder gedünstet, alternativ eine Karotte – **Mittag:** Grüner Smoothie oder eine Gemüsesuppe – **Abend:** Frischkostsalat (nicht zu spät) oder Naturreis mit gedünstetem Gemüse und Kräutern – grundsätzlich ballaststoffreich, salzarm essen, gut kauen, Sättigungsgefühl beachten – Rohkost kurbelt die Verdauung in der Regel besser an als gekochte Lebensmittel – auf Verträglichkeit achten (Siehe S. 80 ff.)	**Ernährung** – weiterhin reichlich Wasser und Kräutertee trinken – **Früh:** Müsli mit eingeweichten Haferflocken, Beeren und Nüssen; oder Haferbrei – **Mittag:** Sauerkraut-Apfelfrischkost oder Kartoffeln mit Gemüse, etwas Leinöl – **Abend:** Milchkefir mit Leinsamen oder Apfel-Birnenmus mit Leinsamen, dazu Fastenbrot – ballaststoffreich, salzarm essen, gut kauen, Sättigungsgefühl beachten
Begleitende Maßnahmen – mind. 30 Minuten Bewegung – Ruhephasen einbauen – Leberwickel machen, um die Leber weiterhin zu unterstützen – Trockenbürstenmassage, Basenbad, Kneippgüsse, Sauna ... kann alles weiterhin gemacht werden. – Einlauf ist vorerst nicht mehr notwendig	**Begleitende Maßnahmen** – mind. 30 Minuten Bewegung – Leberwickel auflegen – Maßnahmen, die guttun, weiterführen – Falls nach 3 Tagen noch kein Stuhlgang eingetreten ist, kann am 4. Tag mit einem Einlauf nachgeholfen werden.

Fastenprozesse	Fastenprozesse
– Aufbaukost tut dem Darmmikrobiom gut – nährt die guten Bakterien – Stoffwechsel stellt sich auf Nahrung von außen ein: Verdauungssäfte werden produziert und Ketonkörperproduktion wird zurückgefahren. – Der Geschmacksinn ist sehr sensibel und die Sättigung tritt rasch ein.	– Wasser wird wieder eingelagert, der Darm füllt sich und das Gewicht steigt; Fettabbau geht aber weiter. – Das Gefühl von Leichtigkeit, die mentale Stärke und der körperliche Reset machen eine Ernährungsumstellung einfacher. – Manche liebgewonnenen Fastenmaßnahmen werden beibehalten, z. B. Meditation, Bewegung, regelmäßige Basenbäder oder Leberwickel.

Häufig gestellte Fragen

Wie eingangs erwähnt, betreiben Matthias und ich unter anderem ein Heilfasten-Forum, in dem sich Fastende und Interessierte untereinander und mit mir austauschen. Dieses Forum ist ein wahrer Fundus an Fragen und Antworten aller Art rund um die Themen des Fastens.

Wenn Sie eine Frage haben, welche dieses Buch bislang nicht beantworten konnte, lohnt es sich, einen Blick ins Forum zu werfen. Vermutlich wurde jede Frage schon irgendwann mal gestellt. Sie können Ihr Anliegen natürlich auch selbst einbringen. Ich würde mich sehr darüber freuen.

Hier ist ein Überblick über die Themenbereiche, die im Forum am häufigsten behandelt werden:

Einlauf und Darmreinigung: https://lana.li/hfb13

Aufbautage nach dem Fasten: https://lana.li/hfb14

Welche Lebensmittel sind beim Fasten erlaubt? https://lana.li/hfb15

Fastenkrise und Beschwerden beim Fasten: https://lana.li/hfb16

Intervallfasten: https://lana.li/hfb17

Autophagie: https://lana.li/hfb18

Fastensuppe: https://lana.li/hfb19

7-Tage-Fastenprogramm mit Sandra – Fragen und Antworten: https://lana.li/hfb20

7-Tage-Fastenprogramm mit Sandra – Erfahrungsberichte und Feedback: https://lana.li/feedback

Allgemeine Fasten-Erfahrungsberichte: https://lana.li/hfb22

Natürlich finden Sie im Forum noch viele weitere Fragen, die spezieller sind und nicht in diese Kategorien passen. Sie sind herzlich eingeladen, einfach mal durch alle Beiträge zu schmökern.

KAPITEL 3

Weitere empfehlenswerte Fastenmethoden

Bisher ging es in diesem Buch um das klassische Heilfasten, oft auch als Buchinger-Fasten bezeichnet. Es ist meine persönliche Lieblingsfastenmethode, allerdings bei Weitem nicht die einzige. So manch eine/r findet eine der nachfolgenden Methoden für sich passender.

Einige der Anwendungen während dieser Kuren überschneiden sich mit denen des klassischen Heilfastens. Was sie aber grundlegend unterscheidet, ist, dass gewisse Speisen erlaubt sind. Strenggenommen sind sie also keine richtigen Fastenkuren, haben aber vergleichbare gesundheitliche Effekte wie das Heilfasten. Im Folgenden beschreibe ich das Basenfasten, die F.-X.-Mayr-Kur, das Scheinfasten, meine Leber- und Darmreinigungskur und das bereits häufig erwähnte Intervallfasten.

Das Basenfasten

Der Säure-Basen-Haushalt ist ein zentrales Thema in der ganzheitlichen Ernährungslehre. Viele Beschwerden der zivilisierten Gesellschaft werden auf eine chronische Übersäuerung des Organismus zurückgeführt. Übersäuerung entsteht in erster Linie durch zu viel tierisches Eiweiß, Zucker und industrialisierte Nahrungsmittel. Auch Bewegungsmangel und ein stressiger Lebenswandel sind Ursachen eines unausgeglichenen Säure-Basen-Haushalts. Das sogenannte Basenfasten kann Übersäuerung abbauen und ein gelungener Start in eine gesunde Ernährungs- und Lebensweise sein.

Zu diesem Thema existiert auch ein Video von mir: https://lana.li/hfb21

QR-Code: Video Basenfasten

Was ist der Säure-Basen-Haushalt?

Damit unser Stoffwechselgeschehen reibungslos funktioniert, muss in unseren Körperzellen und Körperflüssigkeiten ein ausgewogenes Verhältnis zwischen Säuren und Basen herrschen. Unser Blut beispielsweise hat einen pH-Wert von 7,36 – 7,44. Der pH-Wert gibt auf einer Skala von 0 bis 14 an, wie sauer oder basisch eine wässrige Lösung ist. Dabei bedeutet 0 extrem sauer, 7 neutral und 14 extrem basisch.

Der pH-Wert des Blutes darf sich nur sehr geringfügig verschieben, sonst kommt es zu immensen Störungen des Gesamtstoffwechsels. Weil ein konstantes Säure-Basen-Milieu so elementar wichtig ist, gibt es im Körper eine Reihe von Puffersystemen, die pH-Veränderungen gut auffangen können.

In erster Linie sind es Lunge und Nieren, die für den Ausgleich von Säuren und Basen sorgen. Aber auch durch die Pufferfunktionen der Leber, Haut und des Darms wird für ein stabiles Gleichgewicht gesorgt. Zudem dient das Bindegewebe zwischen den Zellen als Säurespeicher. Unsere Knochen sind ein Mineralstoffreservoir, aus dem bei Bedarf Mineralien, also Basen, abgezogen werden.

Entmineralisierung der Knochen durch Übersäuerung

Bei anhaltender Übersäuerung kommt es zur Entmineralisierung der Knochen, was einen erheblichen Faktor für Osteoporose darstellt. Unser Organismus kann sporadische Extreme in der Ernährung und im Lebenswandel durch seine vielen Regulationsmechanismen gut bewältigen. Jedoch ist er für unseren unnatürlichen Lebensstil, der aber weithin als „normal" gilt, auf Dauer nicht gewappnet. Wir bekommen es aber ohnehin zu spüren, wenn sich die Puffersysteme unseres Körpers in permanenter Überlastung befinden.

Was sind die Symptome einer chronischen Übersäuerung?

- Müdigkeit und Erschöpfung bis hin zum Burnout
- Leistungsschwäche und Schlafstörungen
- Kopfschmerzen und Migräne
- Bluthochdruck
- Psychisches Unwohlsein

- Nervosität und Unruhezustände
- Unausgeglichenheit
- Darmprobleme
- Muskel- und Gelenkbeschwerden
- Rheuma und Gicht
- Osteoporose
- Chronische Hautprobleme
- Mangelnde Spannkraft von Haut und Bindegewebe
- Verlangsamter Stoffwechsel und hartnäckiges Übergewicht
- Verstärkte Beschwerden während der Wechseljahre

Wenn diese Anzeichen ignoriert werden oder nur oberflächliche Symptombehandlung betrieben wird, kommt es früher oder später mit hoher Wahrscheinlichkeit zu massiven Entgleisungen, die mitunter auch Ursache für Herzinfarkt und Schlaganfall sowie Krebs sein können.

Wie bereits erwähnt, wird eine Übersäuerung des Organismus im Wesentlichen durch den Konsum säurebildender Nahrungsmittel und eine belastende Lebensweise gefördert. Im Folgenden finden Sie eine Liste von basenbildenden sowie säurebildenden Lebensmitteln.

Hochwertige Öle und Fette gelten als neutrale Lebensmittel wie z. B. Leinöl, Hanföl, Olivenöl, Kürbiskernöl und zum Braten Kokosöl oder Butterschmalz (Ghee).

Basenbildende Lebensmittel

Sonnengereiftes Obst

Äpfel, Ananas, Aprikosen, Avocado (ja, sie zählt zum Obst), Bananen, Birnen, Datteln, Erdbeeren, Feigen, Heidelbeeren, Himbeeren, Honigmelonen, Johannisbeeren (rot, weiß, schwarz), Kirschen (sauer, süß), Kiwis, Mangos, Mirabellen, Nektarinen, Oliven (grün, schwarz), Papayas, Pfirsiche, Pflaumen, Preiselbeeren, Quitten, Stachelbeeren, Wassermelonen, Weintrauben (weiß, rot), Zitrusfrüchte (z. B. Mandarinen, Orangen, Zitronen), Zwetschgen

Alle Gemüsearten

Zum Beispiel: Algen (z. B. Nori, Wakame, Hijiki), Artischocken, Auberginen, Blumenkohl (Karfiol), Brokkoli, Chicorée, Chinakohl, Erbsen, Fenchel,

Frühlingszwiebeln, grüne Bohnen (Fisolen), Grünkohl, Gurken, Karotten, Kartoffeln, Knoblauch, Kohlrabi, Kürbisarten, Lauch (Porree), Mangold, Paprika, Pastinaken, Petersilienwurzel, Radieschen, Rettich, Romanesco, Rote Beete, Rotkohl, Schalotten, Schwarzwurzel, Sellerie, Spargel, Spitzkohl, Staudensellerie, Süßkartoffeln, Tomaten (roh), Weißkohl, Wirsing, Zucchini, Zwiebeln

Alle essbaren Pilze

Zum Beispiel: Austernpilze, Champignons, Kräuterseitlinge, Morchel/Mu-Err-Pilze, Pfifferlinge (Eierschwammerl), Shiitake, Steinpilze, Trüffel

Alle Blattsalate

Zum Beispiel: Brunnenkresse, Chinakohl, Chicorée, Eichblattsalat, Eisbergsalat, Endivien, Feldsalat, Gartenkresse, Kopfsalat, Kresse, Lattich, Löwenzahn, Rucola, Sauerampfer, Sellerieblätter, Zuckerhut

Kräuter und Gewürze

Zum Beispiel: Basilikum, Bohnenkraut, Borretsch, Brennnessel, Chilischoten, Dill, Fenchelsamen, Ingwer, Kardamom, Kerbel, Koriander, Kreuzkümmel, Kümmel, Kurkuma, Liebstöckel, Majoran, Meerrettich, Melisse, Muskatnuss, Nelken, Oregano, Petersilie, Pfeffer, Pfefferminze, Piment, Rosmarin, Safran, Salbei, Schnittlauch, Schwarzkümmel, Thymian, Vanille, Ysop, Zimt, Zitronenmelisse

Alle Sprossen und Keimlinge

Zum Beispiel: Alfalfa-Sprossen, Bockshornklee-Sprossen, Brokkoli-Sprossen, Dinkelkeimlinge, Gerstenkeimlinge, Leinsamen-Sprossen, Linsen-Sprossen, Mungobohnen-Sprossen, Radieschen-Sprossen, Roggenkeimlinge, Rucola-Sprossen, Senf-Sprossen, Sonnenblumenkern-Sprossen, Weizenkeimlinge

Manche Nüsse und Samen

Erdmandeln, frische Walnüsse, Mandeln, Mandelmus, Maronen (Esskastanien)

Getränke

Selbstgemachte Obst- und Gemüsesäfte oder Smoothies, Kräutertees, Wasser mit einem Spritzer Bio-Apfelessig, Zitronenwasser (ein Glas Wasser mit dem Saft einer halben Zitrone)

Eiweiß

Lupinenmehl

Nudeln

Konjak-Nudeln

Säurebildende Lebensmittel

Es ist zu beachten, dass säurebildende Lebensmittel nicht per se schlecht sind. Ganz im Gegenteil, es gibt zahlreiche sehr gesunde Säurebildner mit wertvollen Inhaltsstoffen.

Gute Säurebildner

- Bio-Getreide wie Dinkel, Kamut, Hafer, Mais, Hirse, Reis usw.
- Getreideprodukte wie Bulgur und Couscous, aber aus Dinkel, nicht aus Weizen
- Pseudogetreide wie Quinoa, Amaranth und Buchweizen
- Hülsenfrüchte wie Käferbohnen, Linsen, Kichererbsen und Erbsen
- Kakaopulver in hoher Qualität sowie dunkle Schokolade mit mind. 80 % Kakaoanteil
- Nüsse wie Walnüsse (ganz frische Walnüsse sind jedoch basisch), Haselnüsse, Macadamianüsse, Paranüsse usw.
- Ölsaaten wie Leinsamen, Sesam, Hanfsamen, Sonnenblumenkerne, Kürbiskerne, Mohn usw. (Tipp: lässt man die Saaten keimen, werden sie – je nach Keimdauer – basisch)
- Pflanzliche Proteinpulver (wenn ein Proteindefizit besteht) wie z. B. Hanfprotein, Reisprotein und Erbsenprotein
- Tierische Produkte aus biologischer Landwirtschaft in überschaubaren Mengen (z. B. Bio-Eier oder Fisch aus Bio-Aquakultur)
- Tofu (nur Bio) und hochwertige fermentierte Bio-Sojaprodukte wie Miso und Tempeh
- Grüntee (richtig zubereitet– bei niedrigen Temperaturen und kurzer Ziehdauer)

Was Alkohol und Kaffee betrifft, kann man sie nicht eindeutig den guten oder schlechten Säurebildnern zuordnen, denn es kommt vor allem auf die Menge an, ob sie die Gesundheit schädigen oder ihr sogar zuträglich sind. So können 2 Gläschen Rotwein in der Woche durchaus Positives bewirken und auch über den Genuss von schwarzem Kaffee gibt es sehr positive Studienergebnisse. Ganz abgesehen davon, dass Kaffee in einigen Säure-Basen-Listen bei den basischen Getränken angeführt ist. Hier herrscht also kein eindeutiger Konsens.

Problematische Säurebildner

- Eier aus konventioneller Landwirtschaft
- Fertigprodukte aller Art (insbesondere solche aus konventioneller Erzeugung)
- Fisch und Meeresfrüchte aus konventioneller Aquakultur oder aus belasteten Regionen (leider gilt das beinahe für alle Meere)
- Fleisch aus konventioneller Landwirtschaft
- Fleischbrühe, Wurstwaren, Schinken
- konventionelle Milchprodukte wie Quark, Joghurt, Kefir und alle Käsesorten, auch von Schaf und Ziege, gerade auch alle fettarmen Milchprodukte. Ausnahme: Butter, Ghee und Sahne (in Bio-Qualität), die neutral eingestuft werden
- Getreideprodukte aus Auszugsmehlen (Back- und Teigwaren wie Kuchen, Gebäck, Nudeln, manche Frühstückscerealien wie z. B. Cornflakes, Fertigmüslis, Crispies, Crunchies usw.)
- Ketchup (Ausnahme: selbst gemachtes Ketchup z. B. aus Tomaten und Datteln)
- Sauerkonserven
- Senf (Ausnahme: hochwertiger Bio-Senf ohne säurebildende Zusätze)
- Stark verarbeitete Sojaprodukte, insbesondere das texturierte Sojaprotein, das mit TVP abgekürzt wird und in getrockneter Form als Grundlage für Hackfleisch- und Gulaschersatz o. Ä. angeboten wird.
- Süßungsmittel und Zucker sowie sämtliche Produkte, die Zucker enthalten
- Limonaden, Cola, Eistee, Fruchtsaft aus Konzentrat, Isodrinks, Proteindrinks, gezuckerte Milchshakes usw.
- generell kohlensäurehaltige Getränke

Was ist Basenfasten?

Eine sehr gute Möglichkeit, eine gründliche und umfassende Entsäuerung einzuleiten, ist das Basenfasten. Dabei macht man eine Kur mit rein basischen (und neutralen) Lebensmitteln, Basentees und Basenbädern. Beim Basenfasten werden üblicherweise drei basische Mahlzeiten pro Tag eingenommen. Auf säurebildende Nahrungsmittel wird verzichtet.

Zusätzlich können Basenpulver, Leberwickel, Massagen und viel Bewegung den Effekt der Entsäuerung unterstützen. Maßnahmen zur Darmreinigung wie der Einlauf sind grundsätzlich nicht notwendig, da der Darm beim Basenfasten weiterhin arbeitet und den Stuhl in der Regel von selbst nach draußen befördert. Als Maßnahme bei Kopfschmerzen oder Verstopfung ist der Einlauf allerdings auch hier das Mittel der Wahl.

Wie bereits erwähnt, können auch Alltagsgewohnheiten zu einem Übermaß an Säure führen. Am effektivsten ist so eine entsäuernde Fastenkur daher in Kombination mit einer selbst verordneten Auszeit. Vor allem wer sich viel ärgert, läuft Gefahr zu übersäuern.

Basenfasten sensibilisiert uns wie auch andere Fastenmethoden für die wahren Bedürfnisse unseres Körpers. Wir lernen, achtsam zu essen und zwischen Appetit und Hunger zu unterscheiden. Unsere Sinne werden geschärft und wir schmecken wieder die Frische und Qualität gesunder Lebensmittel. Der perfekte Startschuss also in ein gesünderes Leben!

Anleitung zum Basenfasten

Ich empfehle, sich für das Basenfasten zweimal im Jahr 7 Tage Zeit zu nehmen. Wenn das nicht geht, können auch regelmäßige Basen-Wochenenden (z. B. einmal im Monat) eine gute Entsäuerung bewirken. Man fühlt sich schon nach kurzer Zeit vitaler, leichter und wacher.

Die Prinzipien einer Basenkur

- Drei basische Mahlzeiten am Tag, die sich aus den oben genannten basischen Lebensmitteln zusammensetzen.
- Zwischen den Mahlzeiten viel trinken (Wasser und Basentees). Direkt zu den Mahlzeiten wird vom Trinken größerer Mengen abgeraten, denn die Flüssigkeit verdünnt die Verdauungssäfte des Magens und kann so die Enzymtätigkeit behindern.

- Viel Bewegung in der Natur
- Basenbäder und/oder Saunagänge

Der Tagesplan

Die folgende Anleitung führt detailliert durch einen Basenfastentag. Mit diesem Tagesplan gelingt das Basenfasten auch Fastenneulingen. Die Rezepte für Frühstück, Mittag- und Abendessen finden Sie im nächsten Punkt.

In der Früh

- Eine Trockenbürstenmassage (S. 67–68) wirkt anregend, fördert die Durchblutung und unterstützt die Entgiftung über die Haut. Am besten noch vor dem Aufstehen direkt im Bett durchführen.
- Trinken Sie direkt nach dem Zähneputzen am Morgen ein Glas warmes Wasser mit dem Saft einer halben Zitrone.
- Gehen Sie für etwa 20 Minuten an die frische Luft und bewegen Sie sich so, dass Sie außer Atem kommen. Flottes Gehen, Atem- sowie Yogaübungen sind ideal am Morgen.
- Jetzt bereiten Sie sich ihr Basenfrühstück zu und essen es in aller Ruhe. Gut kauen!

Am Vormittag

- Trinken Sie im Laufe des Vormittags 2 Tassen Kräutertee oder Wasser mit Zitrone.
- Halten Sie immer wieder Phasen der Ruhe und Entspannung ein. Lesen Sie ein gutes Buch oder gönnen Sie sich eine Massage; alles, was Sie entspannt, ist gut.

Zu Mittag

- Bereiten Sie sich ihr basisches Mittagessen zu. Gut kauen und ohne Stress essen!
- Machen Sie einen Leberwickel (S. 65–67). Legen Sie sich dazu an einen ruhigen Ort und gönnen Sie sich eine Stunde Ruhe.

Am Nachmittag

- Dies ist die ideale Zeit für einen ausgedehnten Spaziergang, eine Wanderung oder eine moderate Radtour. Machen Sie das zumindest an jedem zweiten Tag der Kur. Sie werden überrascht sein, wie viel Energie Sie haben.
- Trinken Sie zwischendurch Tee und Wasser.
- Gönnen Sie sich Wellnessmaßnahmen, wie z. B. Sauna (gute Maßnahme zur Entschlackung), Massagen usw.

Am Abend

- Bereiten Sie sich Ihr basisches Abendessen zu und essen Sie es genüsslich und entspannt.
- Ruhen Sie danach.
- Machen Sie jeden zweiten Tag ein Basenbad mit vorangegangener Trockenbürstenmassage (S. 67). Auch Basenfußbäder helfen beim Entsäuern, falls Sie keine Badewanne haben.

  Tipps für die Nacht
- Vor dem Schlafengehen können Sie auch noch eine kleine Tasse eines beruhigenden Tees trinken (z. B. Melisse, Lavendel, Hopfen). Manche Menschen berichten von unruhigem Schlaf während der Basenkur, bei anderen wiederum fördert das Basenfasten die Schlafqualität.
- Schlafen Sie bei offenem Fenster, sofern Sie in einer ruhigen Gegend mit guter Luft leben und halten Sie Ihre Füße warm (Wärmflasche).
- Lesen Sie meine umfangreicheren Tipps für einen guten Schlaf ab S. 63.

Rezepte für das Basenfasten

Bei den Zutaten sollten Sie immer auf Bio-Qualität achten, falls ich das nicht schon ein-, zweimal erwähnt habe. In konventioneller Ware finden sich fast immer Pestizidrückstände, die wir gerade beim Fasten nicht aufnehmen wollen. Ich habe im Folgenden neun basische Rezeptideen – jeweils drei für Frühstück, Mittag- und Abendessen – zusammengestellt.

Beispiele für ein basisches Frühstück

Rezepturen für eine Portion

1. BASENMÜSLI

DIE BIO-ZUTATEN
• ½ Banane
• ½ Birne oder Apfel
• 2 getrocknete Feigen
• 6 gehackte Mandeln
• 2 TL frisch geschroteter Leinsamen
• 2 TL gemahlene Erdmandeln
• 200 ml frisch gepresster Orangensaft oder Mandelmilch

DIE ZUBEREITUNG
Das Obst klein schneiden und alle Zutaten mit der Flüssigkeit anrühren.

2. GRÜNER SMOOTHIE

DIE BIO-ZUTATEN
• 1 Stück einer cremigen Frucht wie Banane, Pfirsich oder Birne
• 2 entkernte Medjool-Datteln
• 100 g Salatgurke
• 50 g grüne Blätter, z. B. Spinat, Feldsalat, Radieschen-Grün oder Wildgemüse wie Löwenzahn, Spitzwegerich, Giersch usw.
• 2 EL frische Sprossen z. B. Alfalfa
• 1 EL Leinöl
• 200 ml kalter Brennnesseltee

DIE ZUBEREITUNG
Alle Zutaten in den Mixer geben und eine Minute auf höchster Stufe mixen.

3. APFEL-BIRNENMUS MIT GETROCKNETEN APRIKOSEN

DIE BIO-ZUTATEN

- 1 Apfel
- 1 Birne
- 4 getrocknete Aprikosen
- 2 TL Chiasamen
- ½ TL gemahlener Zimt

DIE ZUBEREITUNG

Apfel, Birne und getrocknete Aprikosen klein schneiden und in 150 ml Wasser 10 Minuten weichkochen. Zimt dazugeben und mit einem Pürierstab oder in einem Mixer pürieren. Mit Chiasamen bestreuen.

Beispiele für ein basisches Mittagessen

Rezepturen für eine Portion

1. OFENGEMÜSE

DIE BIO-ZUTATEN

- etwa 300–400 Gramm saisonales Gemüse, wie z. B. 1 mittelgroße Süßkartoffel, 1 mittelgroße Zucchini, 1/2 Fenchelknolle, 1 roter Paprika, 1 Zwiebel
- frische Kräuter, z. B. Rosmarin, Thymian, Oregano usw. sowie eine leckere getrocknete Kräutermischung
- Natursalz
- 2 EL hochwertiges Olivenöl

DIE ZUBEREITUNG

1. Das Gemüse in mundgerechte Stücke schneiden und auf ein mit Backpapier belegtes Backblech legen. Mit Natursalz und der Kräutermischung würzen.
2. Bei 180 °C etwa 30 Minuten im vorgeheizten Backofen backen. Gemüse herausnehmen, anrichten und erst jetzt die frischen Kräuter und das Olivenöl darüber geben.

2. WARMER BLUMENKOHL-SALAT MIT AVOCADO UND RUCOLA

DIE BIO-ZUTATEN

- 200 g Blumenkohl (Karfiol)
- eine halbe Avocado
- 1 Handvoll Rucola
- 1 kleine Zwiebel
- Natursalz für das Kochwasser
- Kräutersalz
- frisch gemahlener Pfeffer
- 3 EL Olivenöl
- Saft einer halben Zitrone
- 3 EL Apfelsaft

DIE ZUBEREITUNG

1. Den Blumenkohl in kleine Röschen zerpflücken und in wenig gesalzenem Wasser bissfest dünsten.
2. Zwiebel in feine Ringe schneiden. Das Fruchtfleisch der halben Avocado mit einem Esslöffel herauslösen und in Streifen schneiden.
3. Für das Dressing Olivenöl, Kräutersalz, Pfeffer, Zitronen- und Apfelsaft verrühren.
4. Die noch warmen Blumenkohl-Röschen mit den übrigen Zutaten (außer Avocado) und dem Dressing zu einem Salat abmachen. Zum Schluss die Avocadostreifen darauf verteilen.

3. CHICORÉE-ROSENKOHL-SALAT MIT ORANGEN

DIE BIO-ZUTATEN

- 250 g Chicorée
- 150 g Rosenkohl (Kohlsprossen)
- 1 Orange
- 4 Datteln
- 1 kleine rote Zwiebel
- 2 EL Apfelessig
- 3 EL Orangensaft

- 2 EL Olivenöl
- 1 EL fein gehackter Schnittlauch
- Natursalz

DIE ZUBEREITUNG

1. Rosenkohl bissfest kochen. Chicorée, Datteln und Orange in der gewünschten Größe aufschneiden und Zwiebel in feine Ringe schneiden.
2. Aus Olivenöl, Apfelessig, Orangensaft und dem Salz ein Dressing zubereiten.
3. Die geschnittenen Zutaten mit dem Dressing vermischen.
4. Die noch warmen Kohlsprossen in den Salat geben und mit Schnittlauch bestreuen.

Beispiele für ein basisches Abendessen

Rezepturen für eine Portion

1. ZUCCHINICREMESUPPE

DIE BIO-ZUTATEN

- 250 g Zucchini
- ½ Zwiebel
- 1 Knoblauchzehe
- 80 ml Hafersahne oder Kokosmilch
- 2 TL Kokosöl
- 1 TL Currypulver
- ¼ TL Natursalz
- 1 EL gehackte Petersilie
- Pfeffer

ZUBEREITUNG

1. Zucchini würfelig schneiden. Zwiebel fein würfelig schneiden und einige Minuten in Kokosöl anbraten. Zum Schluss gehackten Knoblauch kurz mitbraten.
2. Zucchini dazugeben, salzen und mit etwa 500 ml Wasser (je nach gewünschter Konsistenz auch gerne mehr) aufgießen. Etwa 5 Minuten köcheln lassen.

3. Nun Currypulver und Hafersahne bzw. Kokosmilch dazugeben und nochmals kurz aufkochen. Beiseitestellen und kurz abkühlen lassen.
4. Mit einem Esslöffel der Petersilie im Mixer oder mit einem Pürierstab grob oder fein pürieren, je nach Belieben. Die fertige Suppe mit Petersilie und Pfeffer bestreuen.

2. INDISCHES GEMÜSE-CURRY

DIE BIO-ZUTATEN

- 300 g Gemüse der Saison, z. B. 1 Kartoffel, 1 Karotte, 100 g Erbsen, 1/2 Fenchelknolle und einige Röschen Blumenkohl
- 250 ml Wasser
- 100 ml ungezuckerter Mangosaft
- 1 EL braunes Mandelmus
- 4 Datteln
- 1 kleine Zwiebel
- 1 Knoblauchzehe
- 2 EL Kokosöl
- 1 TL Currypulver
- Natursalz

DIE ZUBEREITUNG

1. Klein gehackte Zwiebel im Kokosöl anschwitzen. Wenn die Stückchen glasig sind, auch den klein gehackten Knoblauch und das Currypulver noch kurz mitrösten.
2. Mit Wasser aufgießen, salzen und das klein geschnittene Gemüse hineingeben. Falls Kartoffeln mit dabei sind, diese etwas früher hineingeben und 10 Minuten kochen, bevor das restliche Gemüse dazukommt. Alles etwa weitere 10 Minuten kochen, bis die Kartoffelstücke weich sind.
3. Nun den Mangosaft, die gehackten Datteln und das Mandelmus einrühren und noch einmal aufkochen lassen. Das Curry vom Herd nehmen und noch 10 Minuten zugedeckt ziehen lassen.

3. GEBRATENE PILZE MIT AVOCADOCREME

DIE BIO-ZUTATEN
• 300 g Champignons
• Kräuterseitlinge oder gesammelte Pilze
• 1 EL Kokosöl
• 1 TL Thymian (frisch oder getrocknet)
• 1 reife Avocado
• 1 Knoblauchzehe
• 1 Spritzer Zitronensaft
• Natursalz

DIE ZUBEREITUNG
1. Avocado halbieren und das Fruchtfleisch mit einem Esslöffel aus der Schale lösen. Mit einer Gabel fein zerdrücken, die Knoblauchzehe pressen oder sehr klein schneiden und mit etwas Salz und Zitronensaft gut unter die Avocadocreme mischen.
2. Pilze in Scheiben schneiden und im Kokosöl anbraten. Am Ende der Bratzeit Salz und Thymian dazugeben. Die Avocadocreme mittig auf einen Teller geben und die gebratenen Pilzstreifen darauflegen.

Basenfasten und Nebenwirkungen

Anfängliche Gewöhnungseffekte

Bei Fastenkuren kann es auch immer mal zu unangenehmen Begleiterscheinungen kommen, vor allem am Beginn der Kur. Das ist nichts Ungewöhnliches und äußert sich meistens durch Kopfschmerzen, Kreislaufprobleme und Abgeschlagenheit. Prinzipiell gilt: Je extremer die Umstellung, desto stärker können die Symptome ausfallen. Ein Beispiel: Wenn Sie sich bereits vegan und vollwertig ernähren, nicht rauchen, keinen Alkohol und wenig Kaffee trinken, wird für Sie der Übergang zum Basenfasten mit ziemlicher Wahrscheinlichkeit ohne Beschwerden vonstattengehen.

Wenn Sie hingegen viele tierische Lebensmittel, Zucker, Alkohol und Kaffee gewohnt sind, kann der Einstieg in das Basenfasten mitunter etwas unangenehm werden. In diesem Fall ist es wichtig, eine gute Vorbereitung auf das Fasten durchzuführen (siehe S. 38 ff.).

Verdauungsprobleme beim Basenfasten

Es kommt vor, dass durch die abrupte Umstellung der Ernährung bei manchen Menschen das Verdauungssystem mit Verstopfung oder häufiger mit Durchfall reagiert.

Durchfall beim Basenfasten

Wenn Sie zu den Durchfall-Kandidaten gehören, ist das während der ersten Tage halb so schlimm. Sehen Sie es einfach als Teil der Entschlackung. Am wichtigsten ist der Ausgleich des Flüssigkeitsverlustes. Auch Mineralsalze sollten in Form von Basenpulvern zugeführt werden. Sie können auch mit stopfenden Maßnahmen arbeiten:

- 50 Gramm getrocknete Heidelbeeren über den Tag verteilt naschen oder am Vormittag 150 ml Heidelbeermuttersaft trinken.
- Brombeerblätter-Tee, 3 x täglich eine Tasse trinken.
- Flohsamenschalen binden Flüssigkeit: 3 x täglich zwei Teelöffel in 250 ml Wasser (nicht mehr) einrühren und gleich trinken, bevor sie aufquellen. Wenn man sie mit mehr Wasser (500 ml) trinkt, haben sie den gegenteiligen Effekt und wirken leicht abführend.
- Heilerde: Einen Teelöffel in 250 ml Wasser einrühren und schluckweise einnehmen. Drei Gläser über den Tag verteilt trinken. Man kann die Heilerde auch mit den Flohsamenschalen mischen und zusammen trinken.
- Kohletabletten oder Enterosgel (das ist ein Silicium-Gel) verringern durch ihre aufsaugende Wirkung in kurzer Zeit die häufigen Darmentleerungen. Sie binden außerdem Gase, Schadstoffe, Bakterien und deren Gifte.

Sollten auch diese Maßnahmen nicht helfen, könnte die Ursache des Durchfalls wo anders liegen und muss vom Arzt abgeklärt werden.

Verstopfung beim Basenfasten

Wenn Ihr Darm beim Basenfasten faul werden sollte und Sie mehr als einen Tag keinen Stuhlgang haben, können Ihnen die folgenden Tipps helfen. Gleich vorweg: Bewegung jeglicher Art aktiviert den Darm und fördert die Verdauung.

- Versuchen Sie mehr Rohkost zu essen und weniger gekochtes Gemüse.
- Die Quellstoffe von Leinsamen regen die Darmtätigkeit an. Sie können 3 x täglich zwei Esslöffel frisch geschrotet zu sich nehmen. Zum Beispiel in die Mahlzeiten eingebaut oder in reichlich Wasser eingerührt. Wichtig ist in jedem Fall, dass Sie 2–3 Liter pro Tag trinken, damit die Ballaststoffe im Darm aufquellen können.
- Flohsamenschalen enthalten auch viele Quellstoffe und mit viel Flüssigkeit (1 EL auf 500 ml) am Morgen auf nüchternen Magen getrunken, regen sie die Verdauung an. Wenn man sie in weniger Wasser einrührt, haben sie den gegenteiligen Effekt und wirken stopfend.
- Pflaumensaft und Sauerkrautsaft kurbeln die Verdauung an. Beides ist für das Basenfasten sehr gut geeignet. Einfach morgens vor dem Frühstück ein Glas von einem der beiden trinken. Danach noch ein Glas Wasser hinterher trinken.
- Apfelessig am Morgen auf nüchternen Magen ist ebenfalls ein altes Hausmittel gegen Verstopfung. 2 Esslöffel Bio-Apfelessig in 300 ml Wasser geben und schluckweise trinken.
- Einläufe oder Abführsalze: Wenn die genannten Maßnahmen nicht zur Entleerung führen, gibt es sehr effiziente Methoden. Einerseits den schonenderen Einlauf, über den Sie alles Wissenswerte ab Seite 53 nachlesen können und andererseits die Einnahme von Bittersalz oder Glaubersalz: In der Früh werden 20 g des Salzes (in der Apotheke erhältlich) in ½ Liter warmem Wasser aufgelöst und innerhalb von 15 Minuten getrunken.

Wie geht es nach dem Basenfasten weiter?

Nach einer Basenkur werden Sie sich wesentlich vitaler fühlen, denn Ihr Körper konnte sich in dieser Entlastungszeit vieler schädlicher Substanzen entledigen und auf vielen Ebenen wieder ein Gleichgewicht herstellen oder zumindest damit beginnen.

Das Gefühl von Leichtigkeit und Frische sollten Sie nun als Motivation nutzen, um auf eine basenüberschüssige Ernährung umzustellen. Es gibt sehr gute Rezepte, angefangen beim basischen Müsli am Morgen über köstliche Hauptgerichte bis hin zu süßen Leckereien, die Ihrem Körper die nötigen Basen liefern. Man muss sich nur informieren, sich jene Dinge herauspicken und zur Gewohnheit machen, die man mag und die einem guttun. Abgesehen von der Ernährung können Sie Ihren Säure-Basen-Haushalt durch folgende Dinge optimieren:

- Achten Sie auf eine tiefe Atmung und versuchen Sie mindestens einmal am Tag an der frischen Luft außer Atem zu kommen. Über die Lunge können überschüssige Säuren gut abgebaut werden. Regelmäßige Bewegung führt Sie zu körperlichem und psychischem Wohlbefinden und zwar zum Nulltarif. Ein täglicher flotter Spaziergang kostet nichts, doch macht einen großen Unterschied.
- Gehen Sie regelmäßig in die Sauna, wenn Sie diese vertragen.
- Machen Sie Bäder mit Basensalzen oder gönnen Sie sich zumindest basische Fußbäder.
- Entspannen Sie bei regelmäßigen Körper- oder Fußreflexzonenmassagen.
- Alle Maßnahmen, die zum Stressabbau dienen (wie Meditation, Klangschalen- oder Aromatherapien usw.), helfen beim Entsäuern.

Sie sehen, es sind keine unangenehmen Dinge, die Sie sich für mehr Gesundheit und Wohlbefinden aneignen müssen. Es braucht nur etwas Disziplin und den Willen, Ihre Situation zu verbessern. Wenn Sie es erstmal zur Gewohnheit gemacht haben, werden Sie sowohl ihre Ernährung als auch Ihre Beweglichkeit und Wellnessmaßnahmen lieben.

Die F.-X.-Mayr-Kur

Die F.-X.-Mayr-Kur oder Mayr-Kur, benannt nach dem österreichischen Arzt Franz Xaver Mayr (1875–1965), ist eine Methode der Naturheilkunde mit den drei Hauptanliegen, den Darm zu sanieren, die Entgiftungsfunktionen des Körpers zu unterstützen und ein achtsames Essverhalten zu erlernen. Die Kur wurde unter dem Namen Milch-Semmel-Kur bekannt, obgleich die zeitgemäße Mayr-Kur von Weizenmehl und Kuhmilch eher absieht.

Ein zentrales Element der Kur ist das gründliche Kauen der Nahrung. 30- bis 40-mal soll man einen Bissen kauen, bevor der Brei hinuntergeschluckt wird. Dieser Vorgang nimmt dem Darm Arbeit ab, indem durch die Verdauungsenzyme des Speichels die Nahrung schon vorverdaut wird. Außerdem lernt man durch das bewusste Kauen achtsam zu essen und nimmt so das

Sättigungsgefühl wieder wahr. Man soll sich daran gewöhnen, mit dem Essen spätestens dann aufzuhören, wenn sich ein erstes Sättigungsgefühl einstellt. Da dies bei langsamem Kauen früher passiert, isst man auch insgesamt weniger.

Verdauungsprobleme belasten Körper und Psyche

Verdauungsprobleme zählen zu den häufigsten Beschwerden des modernen Menschen. Viele klagen heute über Symptome einer gestörten Darmfunktion, die sich z. B. in häufigen Blähungen, Darmträgheit, Verstopfung, Schmierstuhl oder Durchfall äußern kann. In vielen Fällen sind die Ursachen dafür in der Ernährungs- und Lebensweise der Betroffenen zu finden. Das heißt, man kann selbst sehr viel für einen gesunden und gut funktionierenden Darm tun. Die nötigen Maßnahmen sollte man nicht vor sich herschieben, denn wenn die Verdauung nicht richtig funktioniert, hat das Auswirkungen auf den gesamten Organismus.

Müdigkeit, Lustlosigkeit, depressive Verstimmung, schlechte Haut, Pilzanfälligkeit, Übergewicht und vieles mehr können die Folge einer gestörten Darmfunktion sein. Franz Xaver Mayr war der Auffassung, dass ein Großteil der Zivilisationskrankheiten ihre Ursache im Darm haben. Mayr beobachtete bei seinen Patienten erstaunliche Heilungserfolge durch verordnete Nahrungsreduktion und besonders gründliches und langes Kauen der Nahrung.

Das Ökosystem Darm ist viel zu komplex, als dass hier eine Pille wieder alles in Ordnung bringen könnte. Bei lebensstilbedingten Darmproblemen führt kein Weg daran vorbei, schädliche Gewohnheiten zu ändern, um diesem großartigen Organ die Möglichkeit zu geben, sich selbst zu sanieren und seine Arbeit wieder beschwerdefrei ausführen zu können. Die F.-X.-Mayr-Kur kann ohne Zweifel eine wirksame Maßnahme zur Regenerierung des Darms und zur Veränderung von ungesunden Essgewohnheiten darstellen.

Die zeitgemäße Mayr-Kur

Heutzutage wird die Mayr-Kur üblicherweise nicht mehr mit Weizenmehl- und Kuhmilchprodukten durchgeführt, da diese Lebensmittel mittlerweile von vielen Menschen nicht gut vertragen werden. Stattdessen verwendet man z. B. Brötchen aus Dinkel-, Roggen- oder Buchweizenmehl und die

Kuhmilch wird durch Gemüsesuppen oder Ziegenmilchprodukte ersetzt. Prinzipiell ist jede Art der Reduktionskost denkbar, je nach individueller Verträglichkeit und Vorliebe.

Das Brötchen hat die Funktion, das achtsame Kauen zu trainieren und den sehr wichtigen Speichelfluss anzuregen, der die erste Stufe der Verdauung darstellt. Viele Menschen haben in der Hektik des Alltags das richtige Kauen verlernt und schlingen ihre Mahlzeiten regelrecht hinunter. Die Nahrung landet so in Form von schlecht eingespeichelten Brocken im Magen, der große Mühe damit hat. Die Problematik setzt sich im Darm fort und führt in aller Regel zu den bereits genannten unangenehmen Symptomen. Eine weitere Konsequenz des Schlingens ist, dass man um ein Drittel mehr isst als bei bedachtem Essen. Die Mayr-Kur soll das natürliche Sättigungsgefühl zurückbringen, die Verdauung und den Speichelfluss anregen und auch ein neues Bewusstsein für die Nahrung und den Prozess des Essens schaffen.

Für wen ist die Mayr-Kur geeignet?

Alle Menschen, die aus einem ungesunden Ernährungsmuster ausbrechen und ihre Gewohnheiten ändern möchten, setzen mit der Mayr-Kur einen effektiven Impuls dazu. Man lernt wieder, bewusst zu essen, sich auf die Mahlzeit zu konzentrieren und das Sättigungsgefühl wahrzunehmen.

Da bei der F.-X.-Mayr-Kur kein vollständiger Verzicht auf Nahrung erfolgt, ist sie besonders schonend und auch für viele Menschen geeignet, die vollständiges Fasten nicht wünschen bzw. nicht dürfen. Aber wie Sie bereits wissen, ist grünes Licht vom Arzt einzuholen und gegebenenfalls die Kur nur unter ärztlicher Begleitung durchzuführen.

Die wichtigsten Einsatzgebiete auf einen Blick:

- Störungen bzw. Erkrankungen des Verdauungstraktes wie z. B. Reizdarm-Syndrom, chronische Gastritis und chronische Entzündungen
- Refluxkrankheit
- Diabetes
- erhöhte Blutfette
- Fettleber
- Bluthochdruck (welcher wie Diabetes auch im Alter zu Demenz führen kann)

- Arthrose und degenerative Wirbelsäulenbeschwerden
- Rheuma
- Schuppenflechte und Neurodermitis
- Allergien
- Erschöpfungszustände
- Beschwerden während der Wechseljahre
- Schlafstörungen
- Depressive Verstimmungen
- Burnout
- Migräne
- Übergewicht

Wie mache ich eine F.-X.-Mayr-Kur zu Hause?

Wenn Sie in einem Kurhaus oder Gesundheitshotel eine Mayr-Kur durchführen, erfolgt eine ärztliche Erstuntersuchung, welche die individuelle Zusammensetzung Ihrer Kur bestimmt. Den Luxus der perfekten Abstimmung der Kurmaßnahmen hat man bei einer selbstständig durchgeführten Mayr-Kur natürlich nicht. Dennoch spricht nach einem ärztlichen Okay nichts gegen die Durchführung der Kur zu Hause, ganz besonders, wenn man die Erfahrung einer professionell begleiteten Mayr-Kur bereits einmal gemacht hat.

Vorbereitung auf die Kur

Wie bei allen Fasten- bzw. Entlastungskuren wird auch bei der Mayr-Kur langsam auf die Reduktion umgestellt. In den drei Tagen vor Kurbeginn beachten Sie folgende Punkte:

- Trinken Sie keinen Alkohol, dafür viel Wasser (2–3 Liter/Tag).
- Reduzieren Sie sukzessive Koffein, sodass am ersten Kurtag kein Kaffee mehr nötig ist. Bei zu plötzlichem Absetzen des Kaffees kann es, wie wir bereits wissen, zu unangenehmen Koffein-Entzugserscheinungen wie Kopfschmerzen kommen.
- Reduzieren Sie Zucker und tierische Produkte.
- Bewegen Sie sich so viel wie möglich an der frischen Luft.

- Schlafen Sie ausreichend und versuchen Sie den Alltag etwas ruhiger anzugehen.
- Vereinbaren Sie Termine zur Bauchmassage mit einer Mayr-Ärztin bzw. Masseurin. Ideal wäre täglich eine Bauchmassage.
- Tätigen Sie die Einkäufe für die Mahlzeiten (siehe Einkaufsliste).

Die Speisen während der Mayr-Kur

Die Kur-Mahlzeiten bestehen vorwiegend aus Vollkornbrötchen, Leinöl und Gemüsesuppen. Wenn Ihnen das zu langweilig wird, können Sie zwischendurch auch mal Overnight Oats, Haferbrei oder ein ungezuckertes Obstkompott zubereiten. Ziegenmilchprodukte sind bei Bedarf zusätzlich erlaubt, z. B. 150 g Ziegenjoghurt oder Ziegenquark am Tag bzw. 50 g Ziegenfrischkäse. Dabei kann man beispielsweise den Ziegenjoghurt mit dem Brötchen essen oder ihn auf die Overnight Oats geben. Der Ziegenfrischkäse passt gut in die Suppe oder mit Leinöl vermischt einfach zum Brötchen.

Die Rezepte

F.-X.-Mayr-Kurbrötchen
Rezeptur für 4 Mahlzeiten

DIE BIO-ZUTATEN
• 200 g Vollkornmehl (z. B. Buchweizen, Emmer, Einkorn, Kamut, Urdinkel ...)
• 250 ml Wasser
• 1 TL Brotgewürze (Kümmel, Fenchel, Koriander, Anis ...)
• 1/2 TL Natursalz

DIE ZUBEREITUNG

Alle Zutaten gut miteinander verrühren. Handtellergroße Fladen auf ein mit Backpapier belegtes Blech geben und im vorgeheizten Backofen bei 175 °C Umluft für 20 Minuten backen. Für dieses Rezept gibt es eine Videoanleitung: https://lana.li/hfb23

QR-Code: Videoanleitung Rezept

PÜRIERTE GEMÜSESUPPE

Rezeptur für 4 Mahlzeiten

DIE BIO-ZUTATEN
• 750 g Gemüse der Saison (z. B. Zucchini, Karotten, Pastinaken, Brokkoli, Erbsen etc.)
• 200 g Kartoffeln
• 1 mittelgroße rote Zwiebel
• 1 EL Olivenöl
• 100 ml Hafer- oder Sojasahne (wer es etwas cremiger mag)
• Gartenkräuter (frisch oder tiefgekühlt)
• 1 TL Natursalz
• Pfeffer aus der Mühle

DIE ZUBEREITUNG

1. Eine Zwiebel hacken und im Olivenöl andünsten. Die Kartoffeln und das Gemüse klein schneiden. Zuerst die Kartoffelstücke kurz mitbraten und dann mit 750 ml Wasser ablöschen, Salz hinzugeben, aufkochen und etwa 15 Minuten köcheln lassen.
2. Nun die restlichen Gemüsestücke dazugeben und weitere 5–10 Minuten kochen. Zum Schluss, wenn Sie mögen, Hafer- oder Sojasahne dazugeben.
3. Suppe vom Herd nehmen und 10 Minuten zugedeckt stehenlassen. Zusammen mit den Kräutern und dem Pfeffer pürieren.

Die Suppe hält zugedeckt im Kühlschrank mindestens zwei Tage. Wenn Sie bei den Suppen Abwechslung wünschen, finden Sie weitere Suppenrezepte bei den anderen Kuren dieses Kapitels bzw. hinten im Rezeptteil.

OVERNIGHT OATS MIT HEIDELBEEREN

Rezeptur für eine Mahlzeit

DIE BIO-ZUTATEN
• 50 g Haferflocken
• 140 ml Haferdrink
• 1 Msp. gemahlene Vanille
• 1 Prise Natursalz
• 2 EL Heidelbeeren (frisch oder tiefgekühlt)

ZUBEREITUNG
1. Am Vorabend Haferflocken, Haferdrink, Vanillepulver und Salz in einer Schüssel verrühren und über Nacht oder mindestens 30 Min. abgedeckt stehen lassen.
2. Die Oats mit den Heidelbeeren verrühren.

HAFERBREI MIT APFEL UND ZIMT

Rezeptur für eine Mahlzeit

DIE BIO-ZUTATEN
• 1 kleiner Apfel
• 60 g Haferflocken
• 250 ml Hafermilch
• 1 Prise Natursalz
• ¼ TL Zimt

DIE ZUBEREITUNG
1. Apfel waschen und in Würfel schneiden.
2. Die Apfelstückchen zusammen mit allen anderen Zutaten in einen kleinen Topf geben, aufkochen und 10 Minuten köcheln lassen, dabei immer wieder umrühren, damit der Brei nicht anbrennt.
3. Dann vom Herd nehmen, Deckel draufgeben und noch 10 Minuten ziehen lassen.

APFEL- ODER BIRNEN-KOMPOTT

Rezeptur für eine Mahlzeit

DIE BIO-ZUTATEN
• 1 großer Apfel oder 1 große Birne
• etwas Zitronenschalenabrieb
• 1 Msp. Zimt
• 100 ml Wasser

DIE ZUBEREITUNG

Apfel bzw. Birne in Stücke schneiden. Zitrone heiß waschen, abtrocknen, etwas Schale fein abreiben. Apfelstücke, Zitronenabrieb und Zimt mit dem Wasser aufkochen.

Bei mittlerer Hitze unter gelegentlichem Rühren 4–5 Minuten köcheln lassen. Wenn gewünscht, kann man das Kompott auch zu Mus pürieren.

Lebensmittel-Einkaufsliste

- für die Kurbrötchen: Buchweizenmehl (alternativ Urdinkel-, Emmer-, Einkorn- oder Kamutmehl) sowie Brotgewürze (z. B. Kümmel, Fenchel, Koriander und Anis) und Natursalz
- für die Gemüsesuppe: Gemüse und Kräuter
- eventuell Ziegenquark und Ziegenjoghurt
- für Overnight Oats oder Haferbrei: Haferflocken
- für Kompott: Äpfel, Birnen, gemahlener Zimt
- Leinöl
- Zitronen

Anleitung und Tagesablauf

- Am ersten und zweiten Tag morgens auf nüchternen Magen mindestens 30 Minuten vor dem Frühstück 1/4 Liter warmes Wasser mit einem Teelöffel Bittersalz und einem Teelöffel Basenpulver trinken. Diese geringe Dosierung führt in der Regel nicht zu einer Darmentleerung wie beim klassischen Heilfasten, beschleunigt aber die Darmpassage. An den nachfolgenden Tagen empfiehlt sich ein täglicher Einlauf zur Dickdarmreinigung.
- Anschließend führen Sie leichte Bewegungen aus, bleiben Sie vorsichtshalber aber in der Nähe einer Toilette. Trinken Sie ausreichend Wasser (gerne mit einem Spritzer Zitrone) oder Tee.
- Danach ist eine Wechseldusche angesagt (warm-kalt). Wer mit kaltem Wasser Probleme hat, braust nur die Unterschenkel kalt ab.
- An den darauffolgenden Tagen trinken Sie morgens einfach eine große Tasse Kräutertee. Danach mindestens 15 Minuten Abstand zum Frühstück halten.

- **Frühstück:** Ein bis zwei Kurbrötchen mit 300 ml pürierter Gemüsesuppe und einem Esslöffel Leinöl (Leinöl nicht in die Suppe geben, da es sehr hitzeempfindlich ist). Einen Bissen vom Brötchen mit etwas Leinöl langsam einspeicheln (ca. 30- bis 40-mal kauen), bis ein flüssiger Speisebrei entsteht – dann löffelweise die Suppe ebenfalls kauen und dann erst schlucken. Achten Sie auf Ihr Sättigungsgefühl und hören Sie mit dem Essen auf, sobald Sie es wahrnehmen.
- **Mittagessen:** Wie das Frühstück oder Sie wählen eine der anderen möglichen Speisen.
- Nach dem Mittagessen ruhen Sie sich aus: Machen Sie einen Leberwickel (S. 65–67), um die Entgiftungsfunktion der Leber anzuregen.
- Tagsüber genügend trinken: Mindestens 2–3 Liter Wasser (mit Zitrone oder Infused Water) und Kräutertee zwischen den Mahlzeiten.
- Bewegen Sie sich mindestens einmal am Tag an der frischen Luft, sodass Sie außer Atem sind und am besten sogar ins Schwitzen kommen, denn die Entgiftung geschieht auch über die Lunge und die Haut.
- **Abendessen:** Die übliche Schonkost – wie immer gründlich kauen.
- Zwei- bis dreimal die Woche vor dem Schlafengehen ein heißes Basenbad nehmen und davor eine Trockenbürstenmassage durchführen (S. 67).
- So früh wie möglich ins Bett gehen – bei Bedarf mit Wärmflasche. Schlafen Sie bei offenem Fenster. Weitere Tipps für einen guten Schlaf finden Sie ab S. 63.

Ablenkungen wie fernsehen oder lesen während des Essens sollten Sie unbedingt vermeiden. Das erlernte Essverhalten hinsichtlich Achtsamkeit, gründlichem Kauen und Einspeicheln dürfen Sie auch nach der Kur beibehalten.

Das Scheinfasten

Wie bei den beiden vorangegangenen Fastenmethoden müssen Sie auch beim Scheinfasten nicht auf Nahrung verzichten. Man nimmt täglich rund 750–1000 kcal aus bestimmten Nahrungsmitteln zu sich. Der Erfinder dieser Fastenmethode, Prof. Valter Longo, forscht schon seit den 1990er-Jahren im Bereich Anti-Aging, Immunsystem und Kalorienrestriktion.

Beim Scheinfasten handelt es sich um ein in der Regel fünf Tage dauerndes veganes Ernährungsprogramm. Am ersten Tag sind rund 1100 kcal erlaubt, an den folgenden vier Tagen nur noch 750 bis 800 kcal. Dadurch bekommt der Körper alle wichtigen Nährstoffe, wird aber dennoch in einen fastenähnlichen Zustand versetzt – mit entsprechenden Stoffwechseleffekten. So wird auch beim Scheinfasten der bereits beschriebene Reinigungsprozess des Körpers, die Autophagie, in Gang gesetzt.

Die Effekte beim Scheinfasten sind medizinisch genau erforscht. Studien zeigen, dass die Fastenkur die Gesundheit verbessert und Krankheiten vorbeugt. 2018 wurde Prof. Valter Longo für seine Scheinfasten-Forschung mehrfach ausgezeichnet und vom Time Magazine als einer der 50 einflussreichsten Menschen im Gesundheitsbereich gelistet.

Was kann Scheinfasten bewirken?

Eine Forschergruppe an der Universität von Südkalifornien, geleitet von Prof. Longo, untersuchte die Effekte des Scheinfastens an 100 freiwilligen Probanden. Die Hälfte aß normal, die andere Hälfte unterzog sich drei Monate lang einmal pro Monat einem fünftägigen Scheinfasten. Bei beiden Gruppen wurden verschiedene Untersuchungen und Blutwerte durchgeführt, die mit dem Altern und altersbedingten Erkrankungen zusammenhängen. Das dreimalige Scheinfasten hatte viele positive Effekte:

- Gewichtsreduktion, in erster Linie Körperfett (vor allem das gefährliche Bauchfett, auch viszerales Fett genannt)
- Zunahme der Muskelmasse relativ zum Körpergewicht
- Blutdrucksenkung
- Verminderung des Blutzuckerwerts
- Senkung des Cholesterinspiegels
- Senkung des IGF-1 (insulin-like growth factor 1), einem Wachstumsfaktor, der bei Alterungsprozessen und der Krebsentstehung eine Rolle spielt.
- Reduktion erhöhter Entzündungswerte (CRP) und Blutfettwerte

Drei Monate nach dem letzten Scheinfastenzyklus waren 60–70 % der Effekte noch immer vorhanden. Durch diese Tatsache erweist sich die Scheinfasten-Diät als eine sehr nachhaltige Gesundheitsmaßnahme, wenn man sie alle 3 Monate wiederholt.

Weitere positive Effekte

- ein verbessertes Hautbild
- verringerte Müdigkeit und verhilft v. a. nachmittags zu mehr Energie
- mehr geistige Klarheit
- erleichterte Verhaltensveränderung und Ernährungsumstellung nach der Kur

All diese Effekte kennen Sie bereits von unserer Heilfastenkur nach Buchinger und sie treten auch bei den anderen Fastenmethoden auf.

Hat die Scheinfastenkur Nebenwirkungen?

Wie bei jeder Art des Fastens können auch beim Scheinfasten Begleiterscheinungen wie Kopfschmerzen, vermehrtes Kälteempfinden, Schwächegefühl oder Rückenschmerzen auftreten. Medizinische Ernstfälle sind jedoch bisher nicht bekannt. Sie können das Risiko der typischen Fastenbeschwerden durch eine vernünftige Vorbereitung minimieren. Sie kennen es bereits: Reduzieren Sie einige Tage vor Beginn sukzessive ihren Kaffeekonsum und essen sie vorwiegend pflanzliche Lebensmittel. Prinzipiell ist zu beobachten, dass die Begleiterscheinungen abnehmen, je öfter man die Scheinfastenkur macht.

Sie sollten sich außerdem an Ihren fünf Scheinfasten-Tagen nicht gerade Hochleistungssport oder extrem anstrengende Tätigkeiten vornehmen. Leichter Sport und Bewegung an der frischen Luft können jedoch helfen, sich beim Fasten fitter zu fühlen und weniger Hunger zu haben. Aber auch die Vorteile von Bewegung bei einer solchen Kur kennen Sie bereits.

Prinzipiell gelten für die Scheinfastenkur die Kontraindikationen des Fastens. Das heißt, sie darf beispielsweise nicht durchgeführt werden von Schwangeren, Magersüchtigen und stark Untergewichtigen, Minderjährigen und sehr alten Menschen. Bei Krankheiten ist es wichtig, dass der behandelnde Arzt und ein auf Fasten spezialisierter Ernährungsexperte ihre Zustimmung geben und die Kur eventuell begleiten.

Wie funktioniert das Scheinfasten?

Das Scheinfasten folgt genauen Vorgaben. Nicht nur die Kalorienanzahl ist wichtig, es handelt sich zudem um eine rein pflanzliche Ernährung (mit Ausnahme von Honig), die für jeden der fünf Fastentage aufeinander abgestimmte Mikro- und Makronährstoffe enthält. Ideal ist es, an drei aufeinander folgenden Monaten jeweils fünf Scheinfasten-Tage einzuplanen. Dadurch lässt sich der beste gesundheitliche Effekt erzielen.

Um Scheinfasten zu Hause umsetzen zu können, gibt es einerseits die Möglichkeit, sich die Mahlzeiten nach bestimmten Regeln selbst zusammenzustellen (siehe weiter unten) oder die fünftägige Fastenkur fix und fertig als Box zu kaufen.

Die Vorteile solcher fertigen Scheinfasten-Boxen liegen auf der Hand: Sie bieten eine unkomplizierte Handhabung, es ist alles vorportioniert und genau angeleitet und man muss nichts zusätzlich einkaufen. Es gibt aber auch zwei Nachteile gegenüber der selbst zubereiteten Scheinfastenkost, nämlich, dass die Mahlzeiten keine frischen Lebensmittel enthalten und dass solche Boxen relativ teuer sind.

Wenn man gerne kocht und die Zeit hat, sich den Essensplan einer Scheinfastenkur selbst zusammenzustellen, spricht nichts dagegen, es auf eigene Faust zu planen. Im Folgenden finden Sie eine Anleitung, wie Sie dabei vorgehen sollten. Weiter unten habe ich für Sie einen Essensplan mit genauen Rezepten zusammengestellt, den Sie genau so anwenden können, oder Sie sehen ihn als Anregung für Ihre individuelle Zusammenstellung der Speisen.

In Anlehnung an die Vorgaben aus „Iss dich jung" von Valter Longo:

Am ersten Tag: 1100 Kalorien

- 500 Kalorien in Form komplexer Kohlenhydrate: Gemüse, z. B. Brokkoli, Tomaten, Karotten, Kürbis, Pilze etc.
- 500 Kalorien in Form gesunder Fette: Walnüsse, Mandeln, Haselnüsse, Kürbiskerne, Leinsamen, Hanfsamen sowie Oliven-, Hanf- und Leinöl
- ein Omega-3-Fettsäuren-Ergänzungsmittel (aus Algen)
- ungesüßter Tee (3–4 Tassen)
- 25 g Protein pflanzlichen Ursprungs, z. B. in Form eines Proteinpulvers aus Lupinen, Hanf oder Erbsen
- Wasser nach Belieben

Zweiter bis fünfter Tag: 800 Kalorien

- 400 Kalorien in Form komplexer Kohlenhydrate: Gemüse, z. B. Brokkoli, Tomaten, Karotten, Kürbis, Pilze etc.
- 400 Kalorien in Form gesunder Fette: Walnüsse, Mandeln, Haselnüsse, Kürbiskerne, Leinsamen, Hanfsamen sowie Oliven-, Hanf- und Leinöl
- ein Omega-3-Fettsäuren-Ergänzungsmittel
- ungesüßter Tee (3–4 Tassen)
- Wasser nach Belieben

An allen Tagen gilt: Diese Zutaten sollten auf Frühstück, Mittag- und Abendessen oder auf zwei Mahlzeiten und einen Snack aufgeteilt werden.

Sechster Tag: Nach der Scheinfastenkur

Die ersten 24 Stunden nach der Kur sollten Sie vor allem komplexe Kohlenhydrate (Gemüse, Vollkorngetreide wie Nudeln, Brot, Reis usw., Obst, frische Obst- und Gemüsesäfte, Nüsse und hochwertige Öle etc.) zu sich nehmen und auf Fisch, Fleisch, Milchprodukte, Eier, gesättigte Fette, Süßigkeiten und Alkohol verzichten.

Rezepte für die Scheinfastenkur

Die folgenden Rezepte beziehen sich auf eine Portion. Wenn Sie die Kur zu zweit machen, verdoppeln Sie die Mengenangaben. Sie können die Mahlzeiten auch beliebig tauschen, solange die Tageskalorienmenge in etwa gleich bleibt. Sie können auch einzelne Zutaten je nach saisonaler Verfügbarkeit austauschen, dazu sollten Sie mit einer Kalorientabelle arbeiten, um die Kalorienmenge ungefähr beizubehalten.

Tag 1 (1107 kcal)

FRÜHSTÜCK: Basenmüsli (305 kcal)

DIE BIO-ZUTATEN
• ½ Banane (60 g)
• ½ Apfel (80 g)
• 2 getrocknete Datteln (ohne Kern 15 g)

- 6 gehackte Mandeln (10 g)
- 2 TL frisch geschroteter Leinsamen (10 g)
- 2 TL gemahlene Erdmandeln (8 g)
- 200 ml Mandelmilch (hier mein Rezept für selbstgemachte Mandelmilch, S. 188)

DIE ZUBEREITUNG

Das Obst klein schneiden und alle Zutaten mit der Mandelmilch anrühren.

MITTAGESSEN: Brokkoli-Apfel-Salat (381 kcal)

DIE BIO-ZUTATEN

- 250 g Brokkoli
- 100 g Apfel
- 1 kleine rote Paprika (100 g)
- 1 EL Kürbiskerne
- 1 EL Olivenöl
- 2 EL Apfelessig
- 1–2 TL Yaconsirup, alternativ Dattelsirup oder Honig
- ½ TL Senf
- ½ TL Natursalz
- etwas Pfeffer nach Belieben

DIE ZUBEREITUNG

1. Brokkoli (roh oder gekocht, je nach Belieben), Apfel und Paprika waschen und in mundgerechte Stücke schneiden und vermengen.
2. Für das Dressing Öl, Apfelessig, Sirup oder Honig, Senf, Salz und Pfeffer gut verrühren.
3. Kürbiskerne dazu geben und das Dressing über den Brokkolisalat verteilen. Alles gut verrühren und abgedeckt 15 Minuten durchziehen lassen. Danach ist der Salat genussfertig.

ABENDESSEN: Kürbiscremesuppe (386 kcal)

DIE BIO-ZUTATEN
• 200 g Kürbis, z. B. Hokkaido – dieser muss nicht geschält werden.
• 2 TL Kokosöl (10 g)
• 1 mittelgroße Zwiebel (70 g)
• 1 kleines Stück Ingwer (ca. mandelgroß)
• 350 ml Wasser
• 50 ml Kokosmilch
• 25 g Lupinenprotein (alternativ Hanf- oder Erbsenprotein)
• 1 Prise Natursalz
• 1 Prise Thymian
• 1 Prise Pfeffer
• 1 Prise Muskatnuss, gerieben

DIE ZUBEREITUNG
1. Zuerst Zwiebel und Ingwer schälen, in feine Stückchen schneiden und in einer hohen Pfanne oder einem Topf in Kokosöl kurz anschwitzen.
2. Danach das gewürfelte Kürbisfleisch zugeben, kurz mitbraten lassen und danach mit dem Wasser aufgießen.
3. Alles gut würzen (mit Salz, Pfeffer, Muskat, Thymian), die Kürbisstücke darin bei leichter Hitze etwa 10 Minuten weichkochen. Zum Schluss die Kokosmilch kurz mitkochen.
4. Anschließend alles zusammen mit dem Proteinpulver mit einem Pürierstab oder im Standmixer pürieren. Nochmals kurz abschmecken und bei Bedarf nachwürzen.

Tag 2 (810 kcal)

FRÜHSTÜCK: Karotten-Apfel-Frischkost (300 kcal)

DIE BIO-ZUTATEN
• 2 Karotten, fein geraspelt (ca. 100 g)
• 80 g Apfel, grob gehobelt oder in dünne Stifte geschnitten
• Saft einer halben Zitrone

- 2 TL Leinöl
- 1 TL Yaconsirup oder Honig
- 2 EL Sprossen nach Wahl, z. B. Alfalfa, Mungobohnen, Bockshornklee etc. (hier zeige ich, wie man Sprossen selbst zieht, QR-Code auf S. 145)
- 1 EL gehackte Walnüsse (12 g)

DIE ZUBEREITUNG

1. Karotten- und Apfelraspel mischen. Aus Zitronensaft, Yaconsirup (bzw. Honig) und Leinöl eine Marinade bereiten und mit den Karotten-Apfel-Raspeln mischen.
2. Auf einem Teller anrichten und mit Sprossen und Walnüssen garnieren.

MITTAGESSEN: Warmer Brokkoli-Salat mit Tomaten und Rucola (260 kcal)

DIE BIO-ZUTATEN

- 200 g Brokkoli (frisch oder tiefgekühlt)
- 100 g reife Cocktailtomaten
- 1 Handvoll Rucola
- 1 kleine Zwiebel (50 g)
- ½ TL Natursalz für das Kochwasser
- etwas Kräutersalz
- frisch gemahlener Pfeffer
- 2 TL Olivenöl
- 2 EL Apfelessig
- 3 EL Apfelsaft

DIE ZUBEREITUNG

1. Den Brokkoli in kleine Röschen zerpflücken und in wenig gesalzenem Wasser bissfest dünsten.
2. Zwiebel in feine Ringe schneiden und die Tomaten halbieren.
3. Für das Dressing Olivenöl, Kräutersalz, Pfeffer, Apfelessig und Apfelsaft verrühren.
4. Die noch warmen Brokkoli-Röschen mit den übrigen Zutaten und dem Dressing zu einem Salat vermengen.

ABENDESSEN: Gemüsesuppe (250 kcal)

DIE BIO-ZUTATEN

- 300 g Gemüse der Saison (z. B. 100 g Brokkoli, 50 g Karotten, 50 g Pastinaken, 50 g Knollensellerie, 50 g Fenchel)
- 80 g Kartoffeln
- ½ Liter Wasser
- 2 TL Olivenöl
- 1 mittelgroße rote Zwiebel (70 g)
- Gartenkräuter (frisch oder tiefgekühlt)
- 1 TL Natursalz
- Pfeffer aus der Mühle

DIE ZUBEREITUNG

1. Die Zwiebel hacken, Kartoffeln und Gemüse klein schneiden. Die Zwiebel im Olivenöl andünsten und dann erstmal nur die Kartoffeln dazu geben.
2. Mit ½ Liter Wasser ablöschen, Salz hinzugeben, aufkochen und etwa 10 Minuten köcheln lassen. Dann das Gemüse dazugeben und weitere 5–10 Minuten bissfest kochen.
3. Zum Schluss kommen die gehackten Kräuter und der Pfeffer dazu. Tipp: Wer die Suppe gerne etwas cremig hat, kann einen Teil pürieren und mit der restlichen Suppe vermischen.

Tag 3 (807 kcal)

FRÜHSTÜCK: Beeren-Basenmüsli (273 kcal)

DIE BIO-ZUTATEN

- 100 g Heidelbeeren (frisch oder TK)
- ½ Banane (60 g)
- 2 getrocknete Feigen (20 g)
- 1 EL geriebene Mandeln (10 g)
- 2 TL geschälte Hanfsamen (10 g)
- 2 TL gemahlene Erdmandeln (8 g)
- 200 ml Mandelmilch

DIE ZUBEREITUNG

Falls die Heidelbeeren gefroren sind, vorher auftauen. Banane und Feigen klein schneiden und alle Zutaten in einer Schüssel verrühren.

MITTAGESSEN: Weißkohleintopf (324 kcal)

DIE BIO-ZUTATEN

- 200 g Weißkohl
- 80 g Kartoffeln
- 80 g Karotten
- 60 g Lauch
- 80 g Paprika (grün oder rot)
- 1 Zwiebel (70 g)
- 2 TL Olivenöl
- ½ TL Kümmel, ganz
- ½ TL Natursalz
- Thymian und Pfeffer

DIE ZUBEREITUNG

1. Die Kartoffeln grob würfeln, Karotten in Scheiben schneiden und Weißkohl hobeln oder in dünne Streifen schneiden. Zwiebel achteln, Paprika und Lauch in dünne Streifen bzw. Räder schneiden.
2. Olivenöl in einem Topf leicht erhitzen und Zwiebel und Lauch darin mild anbraten.
3. Kohl, Kartoffel, Kümmel und Salz dazugeben und alles mit 250 ml Wasser aufgießen.
4. Bei geschlossenem Deckel 10 Minuten garen, dann Karotten und Paprika dazugeben und weitere 10 Minuten köcheln lassen.
5. Mit Pfeffer und Thymian abschmecken.

ABENDESSEN: Warmer Fisolensalat mit Tomaten und Rucola (Fisolen sind Schnittbohnen) (250 kcal)

DIE BIO-ZUTATEN

- 200 g Fisolen, frisch oder tiefgekühlt
- 100 g reife Cocktailtomaten

- 1 Handvoll Rucola
- 1 kleine Zwiebel (50 g)
- Natursalz für das Kochwasser
- Kräutersalz
- frisch gemahlener bunter Pfeffer
- 1 EL Olivenöl
- Saft einer halben Zitrone
- 3 EL Apfelsaft

DIE ZUBEREITUNG

1. Die Fisolen in gesalzenem Wasser weichkochen, sodass sie noch Biss haben. Zwiebel in feine Ringe schneiden und die Cocktailtomaten halbieren.
2. Aus Olivenöl, Kräutersalz, Pfeffer, Zitronen- und Apfelsaft ein Dressing zubereiten.
3. Die noch warmen Fisolen mit den übrigen Zutaten zu einem Salat abmachen.

Tag 4 (798 kcal)

FRÜHSTÜCK: Bananen-Beerenmilch (210 kcal)

DIE BIO-ZUTATEN

- 1 kleine Banane (100 g)
- 100 g Beerenmischung (z. B. Heidelbeeren, Himbeeren etc.)
- 200 ml Mandelmilch
- 2 TL Leinöl

DIE ZUBEREITUNG

Alle Zutaten in den Mixer geben oder mit dem Pürierstab cremig mixen.

MITTAGESSEN: Grüner Blattsalat mit warmen Brokkoli-Röschen und Sprossen (252 kcal)

DIE BIO-ZUTATEN

- Eine mittelgroße Schüssel Blattsalat der Saison (80–100 g), z. B. Feldsalat, Eisbergsalat, Endivien oder Zuckerhut

- 150 g Brokkoli (frisch oder tiefgekühlt)
- ½ TL Natursalz für das Kochwasser
- 1 Prise Kräutersalz
- frisch gemahlener Pfeffer
- 1 kleine Knoblauchzehe
- 1 EL Olivenöl
- Saft einer halben Zitrone
- 3 EL Apfelsaft
- 30 g Sprossen, z. B. von Mungobohnen, Kresse oder was gerade erhältlich ist

DIE ZUBEREITUNG

1. Den Brokkoli in kleine Röschen zerpflücken und in wenig gesalzenem Wasser bissfest dünsten.
2. Blattsalat waschen und mundgerecht zerpflücken. Wenn Endivie oder Zuckerhut dabei ist, diesen in schmale Streifen schneiden.
3. Für das Dressing die Knoblauchzehe fein schneiden oder pressen und mit Olivenöl, Kräutersalz, Pfeffer, Zitronen- und Apfelsaft verrühren.
4. Den Blattsalat mit dem Dressing abmachen und die noch warmen Brokkoli-Röschen sowie die gewaschenen Sprossen darauf verteilen.

ABENDESSEN: Brokkolicremesuppe (293 kcal)

DIE BIO-ZUTATEN

- 250 g Brokkoli
- 1 mittelgroße Zwiebel (70 g)
- 1 Knoblauchzehe
- 50 ml Kokosmilch
- 2 TL Kokosöl (10 g)
- ½ Teelöffel Currypulver
- 1/2 TL Natursalz
- 2 EL gehackte Petersilie
- Pfeffer

DIE ZUBEREITUNG

1. Brokkoli in kleine Röschen teilen.
2. Zwiebel fein würfelig schneiden und einige Minuten in Kokosöl anbraten. Zum Schluss gehackten Knoblauch kurz mitbraten.
3. Brokkoli dazugeben, salzen und mit etwa 250 ml Wasser aufgießen. Etwa 5 Minuten köcheln lassen.
4. Nun Currypulver und Hafersahne bzw. Kokosmilch dazugeben und nochmals kurz aufkochen. Beiseitestellen und kurz abkühlen lassen.
5. Nun mit einem EL der Petersilie im Mixer oder mit einem Pürierstab grob oder fein pürieren, je nach Belieben.
6. Die fertige Suppe mit Petersilie und Pfeffer bestreuen.

Tag 5 (806 kcal)

FRÜHSTÜCK: Apfel-Birnenmus mit Feigen (216 kcal)

DIE BIO-ZUTATEN

- 1 Apfel (100 g)
- 1 Birne (100 g)
- 2 getrocknete Feigen (20 g)
- 1 EL gemahlene Erdmandeln (12 g)
- ½ TL gemahlener Zimt

DIE ZUBEREITUNG

Apfel, Birne und Feigen klein schneiden und in 150 ml Wasser 10 Minuten weichkochen. Zimt dazugeben und mit einem Pürierstab oder in einem Mixer pürieren. Mit Erdmandeln bestreuen.

MITTAGESSEN: Grüner Smoothie (337 kcal)

DIE BIO-ZUTATEN

- 1 Birne (100 g)
- 4 Datteln (ohne Kern 30 g)
- 100 g Gurke
- 50 g Feldsalat oder Spinat

- 30 g frische Sprossen, z. B. Alfalfa
- 1 EL Leinöl
- 200 ml Kokoswasser

DIE ZUBEREITUNG

Alle Zutaten in den Mixer geben und eine Minute auf höchster Stufe mixen.

ABENDESSEN: Gebratene Kräuterseitlinge mit Avocadocreme (253 kcal)

DIE BIO-ZUTATEN

- 200 g Kräuterseitlinge
- 1 TL Kokosöl (5 g)
- 1 TL Thymian, frisch oder getrocknet
- 80 g Avocado
- 1 Knoblauchzehe
- 1 Spritzer Zitronensaft
- etwas Natursalz

DIE ZUBEREITUNG

1. Avocado halbieren und das Fruchtfleisch mit einem Esslöffel aus der Schale lösen. Mit einer Gabel fein zerdrücken, die Knoblauchzehe pressen oder sehr klein schneiden und mit etwas Salz und Zitronensaft gut unter die Avocadocreme mischen.
2. Kräuterseitlinge der Länge nach in Scheiben schneiden und im Kokosöl anbraten. Am Ende der Bratzeit Salz und Thymian dazugeben.
3. Die Avocadocreme mittig auf einen Teller geben und die gebratenen Pilzstreifen darauflegen.

Tag 6 – Aufbautag (1261 kcal)

FRÜHSTÜCK: Overnight Oats Birne-Nuss (400 kcal)

DIE BIO-ZUTATEN

- 1 halbe Birne (100 g)
- 50 g Haferflocken

- 140 ml Haferdrink
- 1 Msp. gemahlene Vanille
- 1 EL Walnusskerne (12 g)
- 1 kleiner TL Kokosöl
- ½ TL Zimt
- 1 Prise Natursalz

DIE ZUBEREITUNG

1. Am Vorabend Haferflocken, Haferdrink, Vanillepulver und Salz in einer Schüssel verrühren und über Nacht oder mindestens 30 Min. abgedeckt stehen lassen.
2. Am nächsten Morgen die Walnusskerne grob hacken und die Birne in Würfel schneiden. Das Kokosöl in einer Pfanne erhitzen und die Birnenstücke und Walnusskerne 2–3 Min. bei mittlerer Hitze anbraten.
3. Die Oats mit den warmen Birnenstücken, Walnusskernen und Zimt garnieren.

Mittagessen: Gemüse-Reispfanne (427 kcal)

DIE BIO-ZUTATEN

- 60 g Vollkornreis (Sorte Basmati)
- 1 kleine Zwiebel (50 g)
- 100 g Champignons, frische
- 1 kleine Paprika, rot, grün oder gelb (100 g)
- 1 Tomate (100 g)
- 1 EL Olivenöl
- 1 TL Currypulver
- 2 Prisen Natursalz

DIE ZUBEREITUNG

1. Den Naturreis in einem Sieb abspülen und mit etwa der doppelten Menge Wasser und einer Prise Salz 30–40 Minuten zugedeckt gar kochen.
2. Die Zwiebel schälen, würfeln und in einer großen Pfanne in Olivenöl anbraten. Die Champignons waschen, in Scheiben schneiden und in der Pfanne ca. 3 Minuten mitbraten. In der Zwischenzeit die Paprika in Stifte schneiden und ebenfalls in die Pfanne geben. Weitere 5 Minute braten. Die Tomaten in Würfel schneiden und in die Pfanne geben. Eine Prise Salz dazugeben.
3. Nach weiteren 5 Minuten den gegarten Reis unter das Gemüse mischen. Mit Salz und Curry abschmecken.

ABENDESSEN: Dinkelbrötchen mit Gurken-Avocado-Aufstrich (430 kcal)

Dinkelbrötchen (2 Portionen zu je 220 kcal; die zweite Portion z. B. am nächsten Tag frühstücken)

DIE BIO-ZUTATEN

- 100 g Dinkel-Vollkornmehl
- 90 ml Bier (der Alkohol verflüchtigt sich größtenteils beim Backen)
- ½ TL Brotgewürz, gemahlen oder gemörsert, z. B. Kümmel- und Fenchelsamen
- ¼ TL Natursalz
- 2 TL Sesam zum Bestreuen

DIE ZUBEREITUNG

1. Alle Zutaten (außer Sesam) gut vermischen, sodass ein patziger Teig entsteht. Mit einem großen Löffel 4 Häufchen auf ein mit Backpapier belegtes Backblech setzen (am besten einen zweiten Löffel zu Hilfe nehmen, um den Teig vom anderen Löffel zu schieben). Mit Sesam bestreuen.
2. Das Blech in den kalten Backofen schieben und diesen nun auf 180 °C Umluft einschalten. Nachdem die volle Hitze erreicht ist, die Brötchen noch weitere 15–20 Minuten backen.

Aufstrich (2 Portionen zu je 210 kcal; die zweite Portion zugedeckt im Kühlschrank für den nächsten Morgen aufbewahren)

DIE BIO-ZUTATEN

- 1 vollreife Avocado (200 g Fruchtfleisch)
- ½ kleine Zwiebel – sehr fein gehackt
- 1 Knoblauchzehe – sehr fein gehackt oder durch die Knoblauchpresse gedrückt
- 100 g Gurke – sehr fein gewürfelt
- 1 EL frische Kräuter fein gehackt, z. B. Petersilie
- 1 EL Olivenöl
- 1EL Zitronensaft
- ¼ TL Natursalz
- Pfeffer

DIE ZUBEREITUNG

1. Avocado halbieren, entkernen und das Fruchtfleisch mit einem Esslöffel herausnehmen.
2. Die Avocado zusammen mit dem Knoblauch, Zitronensaft, Salz und Pfeffer mit einer Gabel gut zerdrücken
3. Zwiebel, Gurkenwürfel und Kräuter unterrühren. Mit Salz und Pfeffer nochmals abschmecken. Fertig!

SNACK ALS ERSATZ FÜR EINE MAHLZEIT: OMEGA-3-SCHOKOKUGELN

Die gesamte Masse hat 870 kcal. Sie müssen also ausrechnen, wie viel Sie davon im Tausch gegen eine Mahlzeit essen dürfen, damit die Tageskalorienmenge unverändert bleibt.

DIE BIO-ZUTATEN

- 40 g Walnüsse
- 30 g Leinsamen
- 30 g geschälte Hanfsamen
- 30 g Honig
- 30 g Dunkle Schokolade mit 100 % Kakaoanteil (alternativ 30 g Mandelmus und 2 TL Kakao)
- Geriebene Schale einer halben Orange
- ¼ TL echtes Vanillepulver
- ¼ TL Zimtpulver

DIE ZUBEREITUNG

1. Die Schokolade in Stücke schneiden und zum Schmelzen bei etwa 60 °C in den Backofen stellen. Walnüsse und Leinsamen frisch malen.
2. Sobald die Schokolade geschmolzen ist, alle Zutaten miteinander zu einer gleichmäßigen Masse verkneten und daraus Kugeln formen. Sollte die Masse zu weich sein, einfach noch ein wenig von den gemahlenen Nüssen oder Samen untermischen.
3. Die Kugeln eventuell in Hanfsamen wälzen.

Was ist sonst noch zu beachten?

Am besten suchen Sie sich für die Kur eine ruhige Woche aus, in der Sie Zeit finden, viel spazieren zu gehen, eventuell zu meditieren und sich Wohltuendes zu gönnen wie z. B. Massagen. Normalerweise empfehle ich beim Fasten den Darm mit regelmäßigen Einläufen zu reinigen, da der Stuhlgang durch den kompletten Nahrungsentzug in der Regel ausbleibt. Beim Scheinfasten ist dies anders. Da man ja isst, arbeitet der Darm weiter und befördert die sehr ballaststoffreiche Nahrung auch selbstständig nach draußen. Somit ist in der Regel keine zusätzliche Darmreinigung notwendig.

Leberentgiftung und Darmreinigung – Die 21-Tage-Kur

Mit dieser Kur können Sie eine gesunde und sanfte Leberentgiftung sowie Darmreinigung in den Alltag integrieren. Mein bewährtes Konzept einer 3-wöchigen Kur beinhaltet drei Phasen, nämlich die milde Ausleitung, die effektive Entsäuerung und die Aufbauphase.

Dabei ist die Ernährung, also die Auswahl entgiftender und leberunterstützender Lebensmittel und Kräuter die zentrale Säule der Kur. Begleitend werden Maßnahmen durchgeführt, die Darm und Leber in jeder Phase unterstützen.

Ziel dieser Kur ist es, unser körpereigenes Entgiftungssystem anzukurbeln, zu optimieren und zu reparieren. Dabei ist der Fokus auf der Darm- und Leberreinigung, weil wir dadurch wirklich an die Wurzel des Stoffwechsels gehen, sozusagen vom Zentrum heraus den Organismus revitalisieren. Die Leber ist unser wichtigstes Entgiftungs- und Stoffwechselorgan und alles, was über den Darm ins Blut aufgenommen wird, muss als allererstes durch die Leber von Schadstoffen befreit werden. Je mehr Schadstoffe und Toxine aus dem Darm ins Blut gelangen, umso mehr Arbeit hat die Leber. Diese beiden Organe sind also eng miteinander verbunden.

Nach so einer Kur berichten Menschen von folgenden Veränderungen:

- Verbesserte Leistungsfähigkeit, verminderte Müdigkeit, mehr Vitalität, bessere Konzentration, mehr Klarheit und mehr Energie
- Der Stoffwechsel wird aktiviert – dies führt zu besseren Blut- und Entzündungswerten und fördert außerdem den Fettabbau.

- Hautbild und Bindegewebe verbessern sich.
- Verdauungsbeschwerden können gelindert werden oder ganz verschwinden. Die Darmflora wird reguliert, die Darmschleimhaut regeneriert und die Vitalstoffaufnahme verbessert. Durch einen gesunden Darm stärkt man auch das Immunsystem.

Die Kur ist wie gesagt in drei Abschnitte von jeweils einer Woche gegliedert: In der ersten Woche wird sanft ausgeleitet, die zweite Woche ist das Kernstück der Kur und sozusagen die „extremste" Phase, die dem Basenfasten sehr ähnelt und eine gründliche Entsäuerung bewirkt, und die dritte Woche widmet sich einem gesunden und stärkenden Aufbau mit Augenmerk auf pflanzliche Proteine.

QR-Code: Videoanleitung zur Kur

Sie können auch gerne mein Anleitungsvideo für diese Kur ansehen: https://lana.li/hfb24

Ernährung in der ersten Woche

Was wir weglassen

In der ersten Woche wird sanft ausgeleitet, wir lassen tierische Produkte, also Fleisch, Fisch, Eier und Milchprodukte weg. Ausnahmen wären kleine Mengen fermentierter Milchprodukte wie Buttermilch oder Molke. Also wer mag, darf eine Portion davon (200 g) am Tag zu sich nehmen, weil diese Produkte auch positive Eigenschaften v. a. für die Darmflora mitbringen, vorausgesetzt, man verträgt sie. Ein absolutes No-Go während der Kur sind weißer Zucker, Süßigkeiten, Alkohol und Fertigprodukte.

Was den Kaffee angeht, sehe ich das hier nicht so streng, denn gerade für die Leber hat sich Kaffee ohne Tiermilch und Zucker durchaus als sehr vorteilhaft herausgestellt. Es ist also bei meiner Leber-Darm-Kur erlaubt, ein bis zwei Tassen Bio-Kaffee (gerne mit einem Schuss Pflanzenmilch) am Tag zu trinken, wenn das jemand möchte.

Was wir essen

Was also bleibt, ist eine pflanzenbasierte vollwertige Ernährung mit natürlichen, ballaststoffreichen Lebensmitteln für unsere Darmbakterien, hochwertige Öle und natürlich spezielle Gewürze und Kräuter mit Bitterstoffen für die Leber. Am besten kauft man Lebensmittel aus biologischer Landwirtschaft, denn die Pestizide des konventionellen Anbaus dürfen in der Öko-Landwirtschaft nicht verwendet werden.

Lebensmittel in der 1. Kurwoche

Gemüse aller Art, vor allem dunkelgrünes Blattgemüse wie z. B. Feldsalat, Spinat, Mangold usw. Es ist reich an Chlorophyll, das eine sehr stark entgiftende Wirkung hat. Auch Kohlgemüse ist, sofern man es gut verträgt, ein ideales Entgiftungsgemüse, vor allem unterstützt es die Leber. Zu den Kohlgemüsesorten gehören z. B. Brokkoli, Karfiol (Blumenkohl), Kohlsprossen (Rosenkohl), Grünkohl usw.

Getreide ist ebenfalls erlaubt. Vor allem Haferflocken, Roggenbrot und Gerste enthalten spezielle lösliche Ballaststoffe, die unsere guten Darmbakterien füttern. Vollkornnudeln, Vollkornreis und Kartoffeln können Sie auch essen. Hierzu habe ich einen besonderen Tipp: Lass diese Lebensmittel nach dem Kochen komplett auskühlen und erwärme sie dann vor dem Essen wieder (außer Sie essen sie kalt als Nudel- oder Kartoffelsalat, Maki oder Sushi). Beim Auskühlen entsteht nämlich die sogenannte resistente Stärke, die unverdaut bis in den Dickdarm gelangt und dort ebenfalls den guten Bakterien als Nahrung dient.

Diese besonderen Ballaststoffe, die die gesundheitsfördernden Darmbakterien stärken, nennt man Präbiotika. Und weitere **präbiotische Lebensmittel** sind: Topinambur, Pastinaken, Spargel, Chicorée, Champignons, Knoblauch, Zwiebeln, Lauch, grüne Bananen, Schwarzwurzeln, Artischocken und wie schon erwähnt Hafer, Roggen und Gerste.

Es gibt auch ein präbiotisches Süßungsmittel, den **Yaconsirup** (S. 175), der während der Darm- und Leberreinigung erlaubt bzw. in kleinen Mengen sogar empfohlen wird. Er enthält besondere Ballaststoffe (sog. Fructooligosaccharide), die am Aufbau einer gesunden Darmflora mitwirken. Auch hochwertiger Honig wirkt präbiotisch und ist in kleinen Mengen ebenfalls erlaubt.

Hülsenfrüchte, also z. B. Bohnen und Linsen zählen ebenfalls zu den präbiotischen Lebensmitteln. Damit sie nicht zu Blähungen und Unwohlsein führen, muss man sie richtig zubereiten: Über Nacht einweichen, Einweichwasser weggießen, mit blähungswidrigen und verdauungsfördernden Gewürzen würzen (Koriander, Fenchel, Lorbeer, Kümmel uvm.), nur kleine

Mengen essen und sehr gut kauen, was übrigens eine wichtige Essregel während der gesamten Kur ist (und optimalerweise darüber hinaus).

Sprossen, vor allem Rettich-, Radieschen- und Brokkolisprossen enthalten Senfölglykoside, die sehr gut die körpereigene Entgiftung und Reinigung fördern. Hier habe ich ein Video zum Sprossenziehen: https://lana.li/hfb25

QR-Code: Anleitung Sprossen ziehen

Artischocken schützen die Leber vor Schäden oxidativer Art und regen den Gallenfluss an. Man bekommt sie nur selten frisch, daher ist es ein vertretbarer Kompromiss, sie im Glas zu kaufen, aber im Eigensaft, nicht in Öl.

Leinsamen sind ein wahres Superfood. Einerseits wegen der entzündungshemmenden Omega-3-Fettsäuren und andererseits, weil er große Mengen Schleim bildet, der Balsam für die Darmschleimhaut ist.

Nüsse und Saaten wie Walnüsse, Mandeln, Paranüsse, Kürbiskerne, Sesamsamen, Hanfsamen usw. liefern wertvolle Fettsäuren und zusammen mit Trockenfrüchten wie Datteln, Feigen oder Rosinen sind sie ein wirklich köstlicher und gesunder Süßigkeitenersatz. Nur mit der Menge nicht übertreiben ... eine Handvoll ist genug.

Was Obstsäfte angeht, sollte man sich bei dieser Kur und generell eher zurückhalten, denn zu viel Fruktose kann die Leber ziemlich fordern. Nicht selten ist Fruktose ein Mittäter in Sachen nicht-alkoholischer Fettleber, vor allem in Form von Fruktosesirup in Süßigkeiten und Fertigprodukten, aber auch in Form von zu vielen Fruchtsäften. Was aber durchaus erlaubt ist, sind in Maßen genossene **ganze Früchte**. Hier ist die Fruktose nicht gefährlich, denn die im Obst enthaltenen Ballaststoffe, Mineralien und sekundäre Pflanzenstoffe sorgen für eine gesunde Balance. Vor allem Beeren wie Heidelbeeren, Himbeeren, Johannisbeeren, Brombeeren und Erdbeeren sind sehr zu empfehlen. Sie enthalten vergleichsweise wenig Fruktose und liefern viele Antioxidantien, die u. a. das Darm- und Lebergewebe vor freien Radikalen schützen.

Rohes Sauerkraut, Kimchi und anderes **fermentiertes Gemüse** sind sogenannte **probiotische Lebensmittel**. Sie liefern dem Darm aktive Bakterienstämme, die sich für einen gesunden Aufbau der Darmflora einsetzen. Man bekommt vor allem im Herbst am Bauernmarkt rohes, also nicht pasteurisiertes Sauerkraut, oder man macht es selbst (S. 89).

Kräuter und Gewürze können Sie im Grunde alle verwenden, vorausgesetzt es sind natürliche und keine künstlichen Geschmacksverstärker, versteht sich. Oregano, Basilikum, Majoran, Rosmarin, Thymian, Petersilie, Chili, Koriander, Kurkuma, Muskat, Pfeffer, Ingwer usw. Kräuter und Gewürze sind randvoll mit Antioxidantien und schützen unsere Zellen vor Schäden.

Ganz besonders hervorheben muss man allerdings **Kurkuma und Ingwer**. Die sollten in keiner Detox-Kur fehlen. Sie fördern den Gallenfluss, wirken entzündungshemmend, leberschützend und antioxidativ.

Auch **Knoblauch** ist ein wunderbares Gewürz, ich habe ihn schon unter den präbiotischen Lebensmitteln erwähnt. Er soll sogar die Einlagerung von Schwermetallen im Gewebe blockieren (sogar im Gehirn).

Eine **chilireiche Ernährung** soll die Leberwerte verbessern und bei der Rückbildung einer Fettleber helfen.

Olivenöl soll DAS Fett während dieser Kur sein, sowohl kalt über Salat, über Gemüse, über Nudeln usw. als auch zum leichten Anbraten. Olivenöl schützt die Leber vor oxidativem Stress und kann deswegen während der Kur großzügig verwendet werden. Zusätzlich rate ich zu **Leinöl, Kürbiskernöl und Hanföl**.

Wie sieht es mit Salz aus? Wir verwenden während der Kur und auch sonst ausschließlich **Natursalz** ohne Rieselhilfen, Entfeuchtungsmittel und synthetische Jodbeimengung. Für die Jodversorgung gibt es Natursalz, das mit Algen angereichert ist oder man isst einfach hin und wieder ein Algengericht, z. B. Maki. Oder man gibt etwas Algen aus dem Bioladen in die Gemüsesuppe. Man kann auch Spirulina- oder Chlorella-Algen als Nahrungsergänzungsmittel verwenden. Jedenfalls empfehle ich nicht das raffinierte Tafelsalz als Jodquelle. Natursalz ist während der Kur also erlaubt, allerdings wird es sparsam angewendet.

Getrunken wird hauptsächlich zwischen den Mahlzeiten und zwar **Wasser sowie bestimmte Kräutertees**, die ich weiter unten noch genau anführe. Vor allem in den ersten beiden Wochen soll die Trinkmenge etwas erhöht werden. Bei normaler Aktivität reichen 2–3 Liter. Wenn man sehr viel Sport macht und schwitzt, muss der Flüssigkeitsverlust ausgeglichen werden. In diesem Fall ist die Trinkmenge anzupassen.

Mengen und Abstände zw. den Mahlzeiten

Neben der Auswahl der Lebensmittel sind aber noch 3 weitere Faktoren beim Essen zu beachten:

- Während der gesamten Kur wird die Kalorienmenge reduziert sein. Denn eine Kalorienreduktion alleine führt schon zu Reinigungsprozessen im Körper und diesen Effekt nehmen wir natürlich mit. In der ersten Woche ist die Kalorienobermenge bei etwa 1500 kcal. In der zweiten Woche bei 1100 kcal und in der dritten Woche bei 1700 kcal. Das sind lediglich Richtwerte, die nicht exakt eingehalten werden müssen. Wenn Sie die Portionsgrößen schlecht einschätzen können, ist eine Kalorientabelle und eine Küchenwaage zu empfehlen, um die Lebensmittelmengen zu eruieren. In meinem Rezepte-Booklet zu dieser Kur sind die Gerichte bereits darauf abgestimmt (S. 157).
- Die Abstände zwischen den Mahlzeiten sollen mindestens 4–5 Stunden betragen und über Nacht essen wir mindestens 14 Stunden nicht. Es ist also eine milde Form des Intervallfastens integriert. Dabei ist es jedem selbst überlassen, ob 2 oder 3 Mal am Tag gegessen wird.
- In Ruhe essen und sehr gut kauen. Das kling erstmal banal, hat aber große Auswirkungen darauf, wie die Nahrung verdaut und vertragen wird.

Unterstützende Maßnahmen zur Entgiftung ab der 1. Woche

1. Entschlackungs- und Lebertees mit Löwenzahn, Mariendistel, Brennnessel, Birkenblättern, Kurkuma, Tausendgüldenkraut, Grüntee usw. Es gibt hier ideal abgestimmte Teemischungen in der Apotheke. Holen Sie sich z. B. drei Teesorten:
    - einen Entschlackungs- oder Detox-Tee für den Morgen und zwischendurch
    - einen Leber-Gallen-Tee für nach dem Essen (aber nur 200 ml, um die Verdauungssäfte nicht allzu sehr zu verdünnen); dieser Tee enthält sehr viele Bitterstoffe und regt die Verdauungssäfte sowie die Arbeit der Leber an

- einen Basentee für den Abend; von diesem Tee trinkt man 2 Tassen am Abend. Er wirkt harmonisierend auf den Säure-Basen-Haushalt und hilft, überschüssige Säuren zu neutralisieren.

Diese Tees trinkt man die gesamten drei Wochen.

2. Fermentierte Kräuterextrakte mit effektiven Mikroorganismen zur Reinigung des Darms

   Ein solches Elixier hilft, Giftstoffe oder sogenannte Schlacken aus dem Darm abzutransportieren. Hier schwöre ich auf MikroSan von Institut AllergoSan (hier erhältlich: https://lana.li/hfb31, Affiliate Link). Es enthält 24 verschiedene Kräuterextrakte und 31 effektive Mikroorganismen. Man beginnt damit am ersten Tag der Kur und nimmt während der gesamten Kur täglich einen Messbecher (30 ml) eine halbe Stunde vor einer Mahlzeit ein. Eine Flasche reicht für etwa einen Monat, also auch etwas über die Kur hinaus.

   QR-Code Affiliate Link zum Produkt

3. Feuchtwarme Wickel für die Leber

   Regelmäßige Leberwickel während der drei Wochen unterstützen die Durchblutung und Entgiftungsarbeit der Leber ganz wunderbar und auf angenehme Weise. Dafür muss man eine Wärmflasche und Handtücher zu Hause haben (Anleitung, siehe S. 66–67)

4. Einlauf zur Dickdarmreinigung und Leberregeneration

   Eine sehr effektive Reinigungsmaßnahme ist der Darm-Einlauf und zwar vor allem für die Phase der Ausleitung, also in der ersten Woche. Hier empfehle ich, mindestens alle zwei Tage einen Einlauf durchzuführen. Damit habe ich nur die besten Erfahrungen gemacht, was die Reinigung und Regeneration des Darms angeht. Der Einlauf ist ein altes Hausmittel für vielerlei Beschwerden. Vor allem bei Entgiftungsnebenwirkungen am Beginn einer Detox- oder Fastenkur ist er die Erste-Hilfe-Maßnahme schlechthin. Er hilft z. B. hervorragend gegen Kopfschmerzen. Auch die Leber profitiert durch den Einlauf und zwar vor allem, wenn man eine Tasse Kaffee in das Einlaufwasser gibt. Der Kaffee-Einlauf ist ein sehr potentes Leber-Mittel und wird in der Naturheilkunde z. B. bei der Therapie von Fettleber begleitend eingesetzt. Wie man einen Einlauf macht, erkläre ich auf S. 54–55.

5. Bewegung für den beschleunigten Abtransport von Giftstoffen

   Die Lymphflüssigkeit transportiert Giftstoffe ab und hat dabei keine eigene Pumpe, so wie das Blut. Um sich weiterzubewegen, ist die Lymphe auf Muskelbewegung angewiesen. Dies ist aber nur einer von vielen wichtigen Gründen, warum Bewegung beim Entgiften unverzichtbar ist.

   Durch körperliche Aktivität atmen wir tiefer und schneller, dadurch kann die Lunge über einen beschleunigten Gasaustausch effizienter entgiften. Die bessere Sauerstoffversorgung kommt der Fettverbrennung zugute und dass Bewegung ganz allgemein den Stoffwechsel ankurbelt, verhindert einen Jo-Jo-Effekt danach. Sport kurbelt außerdem, so wie das Fasten oder die Kalorienreduktion auch, die Autophagie an (siehe S. 15).

   In den meisten Fällen muss man auch kein Geld ausgeben, um sich zu bewegen. Ein flotter Spaziergang kostet z. B. nichts.

   Tipp: Um die Entgiftung über die Lymphe zusätzlich zu unterstützen, eignen sich selbst durchgeführte Trockenbürstenmassagen oder Lymphdrainagen bei der Masseurin.

Die zweite Woche

Was wir weglassen

In der zweiten Woche wird all das weggelassen, was auch schon in der ersten Woche tabu war. Zusätzlich verzichten wir auf Getreide und Hülsenfrüchte, denn diese sind sogenannte Säurebildner – wenn auch gesunde – aber diese Woche haben wir fast ausschließlich basische Lebensmittel auf dem Speiseplan.

Lebensmittel in der 2. Kurwoche

In der zweiten Woche wird also weitestgehend basisch gegessen. Das ist sozusagen die strengste Phase der Kur. Auf dem Speiseplan steht hauptsächlich Gemüse in allen Varianten – vor allem auch die präbiotischen Sorten, die die guten Darmbakterien füttern (siehe oben). Es sind auch Kartoffeln erlaubt, Salate, Sprossen, Mandeln, frische Walnüsse, hochwertige Öle (v. a. Olivenöl, aber auch Leinöl, Walnussöl, Hanföl) und etwas Obst, vor allem Beeren. Eine Liste basischer Lebensmittel finden Sie auf S. 102 ff.

Unterstützende Maßnahmen zur Entgiftung (2. Woche)

Wir trinken weiter die Kräutertees und nehmen das MikroSan. Auch Leberwickel und Bewegung sollen mindestens jeden zweiten Tag weiter gemacht werden. Einläufe sind ab dieser Woche nur noch nach Bedarf, also z. B. bei Kopfschmerzen oder trägem Stuhlgang durchzuführen.

Was dazu kommt, sind Basenkapseln, bestehend aus einer Mineralien-Kräutermischung, die zur gezielten Entsäuerung und Bindung von Giftstoffen beitragen. Fragen Sie in der Apotheke nach META-CARE® Basic 3 (oder auch hier unter meinem Affiliate Link erhältlich: https://lana.li/hfb32), damit haben wir die besten Erfahrungen gesammelt. Man nimmt drei Stück direkt vor dem Zubettgehen mit etwas Wasser ein. Gerade in der Nacht arbeitet unser Körper am Abbau von Säuren und Problemstoffen.

QR-Code: Affiliate Link zum Produkt

Tipp: Diese Kapseln eignen sich auch abseits der Kur sehr gut, wenn man einen sehr säurelastigen Tag hinter sich hat, z. B. viele tierische Produkte gegessen, Alkohol getrunken oder stressige Situationen erlebt hat. Ja, auch psychischer Stress kann zu einer übermäßigen Säurebildung führen.

Die dritte Woche

Lebensmittel in der 3. Kurwoche

In der dritten Woche beginnen wir mit dem Aufbau und nehmen wieder Getreideprodukte wie ein gutes Roggenbrot, Vollkornreis, Vollkornnudeln usw. dazu. Auch Hülsenfrüchte und weitere pflanzliche Eiweißquellen nehmen wir wieder in den Speiseplan auf. Die Basis ist die gleiche wie in der ersten Woche, allerdings ist jetzt die vermehrte Zufuhr von pflanzlichen Eiweißquellen wie z. B. Linsen, Bohnen, Quinoa, Nüssen, Saaten, Sprossen usw. wichtig. Ich verwende sehr gerne Lupinenprotein ergänzend in Smoothies, im Müsli oder Joghurt. Wer mag, kann jetzt auch fermentierte Milchprodukte wie Buttermilch, Joghurt, Quark usw. dazu nehmen.

Aufbau der Darmflora

Nachdem wir nun entgiftet und entsäuert sind, haben wir die perfekte Ausgangssituation, um unser Darm-Mikrobiom ganz gezielt aufzubauen. Dazu sollten aktive Darmbakterien eingenommen werden. Ein von mir seit vielen Jahren geschätztes Probiotikum ist OMNi-BiOTiC® 6. (Affiliate Link:

https://lana.li/hfb33) Es enthält hochaktive Leitkeimstämme, die für eine gute Balance in unserem Mikrobiom wichtig sind. Dieses Probiotikum nimmt man ein- bis zweimal am Tag auf nüchternen Magen in Wasser eingerührt ein. Keine Sorge, diese Bakterienstämme sind magensäureresistent und kommen erwiesenermaßen reichlich im Darm an. Das Probiotikum wie auch das MikroSan und die Basenkapseln werden nach der Kur einfach weiter eingenommen, bis alles leer ist.

QR-Code: Affiliate Link zum Produkt

Tagesablauf mit Rezeptbeispielen

Ich möchte Ihnen einen exemplarischen Tagesablauf für die Kur vorstellen. Den muss man nicht genauso umsetzen, sondern darf mit den Anwendungen und den Mahlzeiten durchaus etwas flexibel sein. Matthias und ich arbeiten ja von zu Hause aus, daher ist nicht jede Maßnahme für jemanden, der auswärts arbeitet, täglich eins zu eins umzusetzen. Aber Maßnahmen wie Leberwickel kann man auch abends im Bett machen – das fördert sogar den Schlaf. Wann für Sie die beste Zeit für Sport ist, kann ich natürlich nicht wissen, aber Sie sollten mindestens jeden zweiten Tag für eine Stunde Ihren Körper bewegen, sodass Sie außer Atem kommen.

In der Früh

- Noch im Bett: Trockenbürstenmassage zur Anregung der Durchblutung und allgemeinen Aktivierung (S. 67).
- Nach dem Aufstehen: Zähneputzen – Zunge reinigen – bei Bedarf Ölziehen (S. 70–71).
- Danach 30 ml vom MikroSan mit etwas Wasser verdünnt einnehmen. Anschließend eine große Tasse Detox-Tee trinken (2 Teebeutel mit 400 ml kochendem Wasser übergießen und 10 Minuten ziehen lassen).
- Frühstück: Wenn Sie frühstücken, wäre es ideal, damit mindestens eine viertel Stunde zu warten, nachdem Sie den Tee getrunken haben. Der Magen soll nämlich nicht voll mit Flüssigkeit sein, wenn die Nahrung kommt, denn das würde die Verdauungssäfte verdünnen. Lediglich eine kleine Menge von 200 ml des Leber-Gallen-Tees trinkt man zum oder

direkt nach dem Essen. Das MikroSan sollte ca. eine halbe Stunde vor dem Essen eingenommen werden. Wenn Sie in der Früh nicht so viel Zeit haben, können Sie es auch vor dem Mittagessen nehmen. Einfach ein kleines Fläschchen besorgen, in das Sie das MikroSan für unterwegs abfüllen können. Sie können das MikroSan übrigens auch einnehmen, ohne dass Sie eine halbe Stunde danach etwas essen. Es soll einfach nur auf nüchternen Magen genommen werden.

- Bei morgendlichem Zeitmangel können Sie als Frühstück auch einen schnellen Smoothie zubereiten und zur Arbeit mitnehmen. Ansonsten esse ich gerne Roggenbrot mit Tomaten, Gurken, Schnittlauch und Olivenöl (ausgenommen in der 2. Woche, denn da soll es ja basisch sein).

Frühstücksbeispiel (für die 1. und 3. Woche)

Porridge (eine Portion)

DIE BIO-ZUTATEN

- 50 Gramm Haferflocken
- 250 Milliliter Hafer- oder Mandelmilch (oder Pflanzenmilch Ihrer Wahl)
- Prise Salz
- Verfeinert wird der Porridge je nach Gusto mit Beeren, Nüssen, Dörrobst, Banane, Zimt, Kardamom usw. Bei Bedarf können Sie den Porridge mit einem Teelöffel Yaconsirup oder Honig süßen.

DIE ZUBEREITUNG

Haferflocken, Pflanzenmilch, Salz und je nach Belieben Obststücke, Nüsse und Gewürze in einen Topf geben und unter ständigem Rühren zum Kochen bringen. Nach ungefähr fünf Minuten, wenn der Brei schön eingedickt ist, den Topf von der Platte nehmen und noch 10 Minuten zugedeckt stehen lassen. Mit Yaconsirup oder Honig sowie Beeren anrichten.

Vormittags

- Am Vormittag wird weiter Wasser und der Detox-Tee getrunken, allerdings mit größeren Mengen Flüssigkeit und erst eine Stunde nach dem Essen beginnen. Direkt nach dem Frühstück maximal eine Flüssigkeitsmenge von 200 ml trinken und zwar in Form des Leber-Gallen-Tees, der wichtige Kräuter und Bitterstoffe enthält, die die Verdauung fördern und die Leber unterstützen. Außerdem wirken sie appetitzügelnd. Einen Teebeutel mit 200 ml kochendem Wasser übergießen und 10 Minuten ziehen lassen.

- Wenn Sie Zeit haben, legen Sie eine kleine Bewegungseinheit ein, egal ob es ein Spaziergang oder einfach ein paar Lockerungsübungen im Büro sind. Auch Treppensteigen bringt die Körpersäfte zum Fließen und fördert so den Abtransport der anfallenden Ausscheidungsprodukte über die Lymphe.

Zu Mittag

Wer im Büro bzw. auswärts essen muss, findet im Rezepte-Booklet auch Tipps für Rezepte zum Mitnehmen. Wenn Sie ein veganes Bio-Restaurant in der Nähe Ihres Arbeitsplatzes haben, können Sie natürlich auch dort Ihr Mittagessen einnehmen.

Beispiel für ein Mittagessen (für die 1. und 3. Woche)

Flammkuchen (eine große Portion; zu empfehlen, wenn man nur 2 Mahlzeiten am Tag zu sich nimmt)

DIE BIO-ZUTATEN
Für den Teig
• 100 g Dinkel-Vollkornmehl
• 50 ml Wasser
• 2 EL Olivenöl
• ¼ TL Salz
Für den Belag
• 2 Birnen
• 100 g blaue Trauben
• 70 g Räuchertofu
• 1 mittelgroße Zwiebel
• 40 g Kokos- oder Soja-Joghurt
• 30 g Walnüsse
• Frischer Thymian oder Rosmarin

DIE ZUBEREITUNG
1. Dinkelmehl, Wasser, Öl und Salz zu einem glatten Teig verkneten. Den Teig mit wenig Öl bestreichen und beiseitelegen. Backofen auf 200 °C Umluft einschalten.
2. Trauben halbieren und entkernen. Birnen vierteln, entkernen und in dünne Spalten schneiden. Den Räuchertofu in Scheiben schneiden. Zwiebel in sehr dünne Scheiben schneiden.
3. Den Teig etwas bemehlen und sehr dünn ausrollen. Auf ein mit Backpapier belegtes Backblech legen.
4. Nun den Teig mit dem Joghurt bestreichen, Birnenspalten, Räuchertofu und Trauben darauf verteilen. Ganz oben die Zwiebelräder verteilen. Nüsse noch nicht draufgeben.
5. Den Flammkuchen im vorgeheizten Backofen 10 Minuten auf unterster Schiene backen, dann die Walnüsse darüberstreuen und 5–10 Minuten weiterbacken, bis der Flammkuchen schön knusprig und leicht gebräunt ist.
6. Flammkuchen aus dem Backofen nehmen, Kräuter darüber streuen und direkt servieren.

Als Abschluss trinken Sie wieder eine kleine Tasse des Leber-Gallen-Tees.

Wer die Zeit und Möglichkeit hat, macht zu Mittag einen Leberwickel und kann das mit einem Mittagsschlaf verbinden, der sehr regenerativ auf den Organismus wirkt. Wer zu Mittag keine Zeit hat, kann den Leberwickel auch sehr gut am Abend machen – gerne auch im Bett beim Einschlafen.

Nachmittags

- Am Nachmittag trinkt man reichlich Wasser, Infused Water (S. 164) und Tee, gerne auch mit etwas Zitronensaft. Wer eine Tasse schwarzen Kaffee trinken möchte, darf das auch tun.
- Bewegung ist auch jetzt in dem Maße zu empfehlen, wie es Ihr Tagesablauf erlaubt.
- Wenn es Probleme mit der Konzentration oder auch ein körperliches Energietief geben sollte, können Sie einen Teelöffel Honig oder ein kleines Glas Bio-Saft zu sich nehmen. Auch Ingwertee oder Grüner Tee mit einem Teelöffel Honig wirken belebend.

Am Abend

- Das Abendessen sollte mindestens 3 bis 4 Stunden vor dem Zubettgehen beendet sein. Wieder direkt danach trinkt man eine Tasse des Leber-Gallen-Tees. Während des Abends ist dann der Basentee zu empfehlen, der dazu beiträgt, die Übersäuerung sanft abzubauen. Etwa eine Stunde vor dem Schlafengehen empfiehlt es sich, nicht mehr zu trinken, damit die volle Blase nicht die Nachtruhe stört. Ab der zweiten Woche nimmt man direkt vor dem Zubettgehen die 3 Basenkapseln META-CARE® Basic 3 ein.
- Und ab der 3. Woche nimmt man vor einer Mahlzeit, das kann das Abendessen sein, das Probiotikum OMNi-BiOTiC®6 ein. Wer möchte, kann es zusätzlich am Morgen einnehmen.
- Zweimal die Woche können Sie ein Basenbad oder Basenfußbad machen. Das fördert die Entsäuerung und Entgiftung über die Haut bzw. die Füße.
- In der ersten Woche machen Sie mindestens jeden zweiten Tag einen Einlauf zur unterstützenden Darmreinigung und Ausleitung.

Beispiel für ein Abendessen (für die 1. und 3. Woche)

Kürbis-Buchweizen-Nockerl (4 Portionen; da diese Nockerln doch etwas Arbeit machen, würde ich gleich mehr davon machen und sie portionsweise einfrieren)

DIE BIO-ZUTATEN
• 500 g Butternuss-Kürbis, gekocht und durchgepresst (siehe Zubereitung)
• 250 g Buchweizenmehl
• 1 Ei
• 1 TL Salz
• Pfeffer aus der Mühle
• 10 frische Salbeiblätter
• 30 g Kokosöl
• Etwas Buchweizenmehl für die Verarbeitung und Salz für das Kochwasser

DIE ZUBEREITUNG

1. Backofen auf 180 °C vorheizen. Kürbis entkernen und mit Schale in etwa 2–3 cm dicke Scheiben schneiden. Diese auf ein mit Backpapier belegtes Blech geben und etwa 25 Minuten backen.

2. Etwas ausdampfen lassen, Schale entfernen und durch eine Kartoffelpresse drücken. Auskühlen lassen. Soll nun 500 g ergeben.
3. Mit Buchweizenmehl, Ei und Salz zu einem weichen Teig verkneten. Abdecken und 30 Minuten rasten lassen.
4. Auf der bemehlten Arbeitsfläche Teigrollen von 1–2 cm Durchmesser formen und davon 1,5 cm lange Nockerln abschneiden.
5. In einer Pfanne Kokosöl mit einer Prise Salz zerlassen und die Salbeiblätter darin etwas brutzeln lassen.
6. Die Nockerln in reichlich Salzwasser leicht köcheln lassen, bis sie oben aufschwimmen. Dann mit einem Abschöpflöffel herausnehmen und in die Pfanne zum Kokosöl geben. Gut durchschwenken und mit den knusprigen Salbeiblättern und frisch gemahlenem Pfeffer anrichten.

Wenn möglich, essen Sie spätestens zwischen 18.00 und 19.00 Uhr. Ab etwa 21.00 Uhr trinken Sie noch ein bis zwei Tassen vom Basentee und direkt vor dem Schlafengehen nehmen Sie ab der zweiten Woche die Mineralien-Kräuterkapseln für die verstärkte Entsäuerung ein.

Der Speiseplan der 2. Woche besteht wie schon erläutert aus basischen Lebensmitteln.

Rezept-Beispiele für die Basentage (für die 2. Woche) entnehmen Sie der Basenfasten-Kur ab S. 108.

Für die erste und dritte Woche können Sie sich auch gerne von den Rezepten vom Scheinfasten (ab S. 129) inspirieren lassen.

Einkaufsliste für die Kur

- Lebensmittel (siehe oben): Gemüse, Obst, Vollkornreis, Dinkelvollkornnudeln, Urkornmehle, Vollkornroggenbrot, hochwertige Öle (v. a. Oliven- und Leinöl), Kokosöl, Nüsse und Saaten etc.
- Lupinenprotein (Lupinenmehl) oder anderes pflanzliches Proteinpulver wie Hanf-, Erbsen- oder Sesamprotein
- Yaconsirup oder Honig, wer es manchmal etwas süß mag
- spezielle Kräutertees
- Fermentiertes Kräuterextrakt mit effektiven Mikroorganismen, z. B. MikroSan

- Mineralstoff-Kräutermischung, z. B. die Basenkapseln META-CARE® Basic 3
- Probiotika mit hochaktiven Leitkeimstämmen, z. B. OMNi-BiOTiC® 6
- Einlauf-Set
- Wärmflasche
- Massagehandschuh
- basisches Badesalz oder die günstigere Variante Natron

Rezepte-Booklet und Begleitung während der Kur

Matthias und ich haben ein begleitendes Programm zur Darm- und Leberkur mit vielen Videos über die ganzen drei Wochen gemacht. Es ist auch ein Rezepte-Booklet dabei, in dem ich für jeden Tag der Kur Frühstück, Mittag- und Abendessen – also 63 Detox-Rezepte + 30 zusätzliche Rezepte – zusammengestellt habe. Einige davon habe ich auch hier im Buch eingebaut.

In den Videos sprechen wir auch über viele Themen der Seelenhygiene, was ja Matthias' Spezialität ist. Dieses Programm ist als schöne Ergänzung und Vertiefung der Kur gedacht. Wer unser 7-Tage-Fastenprogramm kennt, weiß, mit wie viel Freude und Herzblut wir unsere Programme machen.

Hier geht es zum Online-Programm zur 21-Tage-Leberentgiftung und Darmreinigung: https://lana.li/hfb30

QR-Code: Link zum Online-Kurs

Das Wichtigste auf einen Blick

Tag 1 bis 7	Tag 8 bis 15 (basisch)	Tag 16 bis 21
Früh: – 30 Minuten vor dem Frühstück 30 ml MikroSan mit etwas Wasser verdünnt einnehmen. – Anschließend eine große Tasse Detox-Tee trinken.	**Früh:** – 30 Minuten vor dem Frühstück 30 ml MikroSan mit etwas Wasser verdünnt einnehmen. – Anschließend eine große Tasse Detox-Tee trinken.	**Früh:** – 30 Minuten vor dem Frühstück 30 ml MikroSan mit etwas Wasser verdünnt einnehmen. – Anschließend eine große Tasse Detox-Tee trinken.

Tag 1 bis 7	Tag 8 bis 15 (basisch)	Tag 16 bis 21
– Frühstück (optional): z. B. Porridge, Müsli, Smoothie oder Roggenbrot mit Tomaten und Olivenöl. Dazu oder direkt danach trinkt man 200 ml des Leber-Gallen-Tees.	– Frühstück (optional): z. B. Basenmüsli oder grüner Smoothie. Dazu oder danach 200 ml des Leber-Gallen-Tees trinken.	– Frühstück (optional): z. B. Overnight Oats, Smoothie mit Lupinenmehl oder Dinkelbrot mit Avocado. 200 ml des Leber-Gallen-Tees.
Vormittag: – Trinken Sie Wasser und Detox-Tee. – Bewegen Sie sich so, dass Ihr Kreislauf in Schwung kommt, auch wenn es nur für 10 Minuten ist, z. B. Treppensteigen.	**Vormittag:** – Trinken Sie Wasser und Detox-Tee. – Bewegen Sie sich so, dass Ihr Kreislauf in Schwung kommt, auch wenn es nur für 10 Minuten ist, z. B. Treppensteigen.	**Vormittag:** – Trinken Sie Wasser und Detox-Tee. – Bewegen Sie sich so, dass Ihr Kreislauf in Schwung kommt, auch wenn es nur für 10 Minuten ist, z. B. Treppensteigen.
Mittag: – Nehmen Sie Ihr Mittagessen ein, z. B. einen veganen Flammkuchen aus Dinkel-Vollkornmehl. Dazu oder danach 200 ml des Leber-Gallen-Tees trinken. – Wenn Sie Zeit haben, machen Sie einen Leberwickel (S.65), ansonsten am Abend.	**Mittag:** – Nehmen Sie Ihr Mittagessen ein, z. B. einen warmen Brokkoli-Salat mit Tomaten und Rucola. Dazu oder danach 200 ml des Leber-Gallen-Tees trinken. – Wenn Sie Zeit haben, machen Sie einen Leberwickel (S. 65), ansonsten am Abend.	**Mittag:** – Nehmen Sie Ihr Mittagessen ein, z. B. Bohnensalat mit Tomaten und Zwiebeln. Dazu oder danach 200 ml des Leber-Gallen-Tees trinken. – Wenn Sie Zeit haben, machen Sie einen Leberwickel (S. 65), ansonsten am Abend.
Nachmittag: – Trinken Sie weiterhin genügend Wasser und Tee, gerne auch mit etwas Zitronensaft. – Bewegung ist auch jetzt in dem Maße zu empfehlen, wie es Ihr Tagesablauf erlaubt.	**Nachmittag:** – Trinken Sie weiterhin genügend Wasser und Tee, gerne auch mit etwas Zitronensaft. – Bewegung ist auch jetzt in dem Maße zu empfehlen, wie es Ihr Tagesablauf erlaubt.	**Nachmittag:** – Trinken Sie weiterhin genügend Wasser und Tee, gerne auch mit etwas Zitronensaft. – Bewegung ist auch jetzt in dem Maße zu empfehlen, wie es Ihr Tagesablauf erlaubt.

Tag 1 bis 7	Tag 8 bis 15 (basisch)	Tag 16 bis 21
– Bei einem Energietief können Sie einen Teelöffel Honig oder ein kleines Glas Bio-Saft zu sich nehmen. Auch Ingwertee oder Grüner Tee mit einem Teelöffel Honig wirken belebend.	– Bei einem Energietief können Sie einen Teelöffel Honig oder ein kleines Glas Bio-Saft zu sich nehmen. Auch Ingwertee oder Grüner Tee mit einem Teelöffel Honig wirken belebend.	– Bei einem Energietief können Sie einen Teelöffel Honig oder ein kleines Glas Bio-Saft zu sich nehmen. Auch Ingwertee oder Grüner Tee mit einem Teelöffel Honig wirken belebend.
Abend: – 3 bis 4 Stunden vor dem Zubettgehen essen Sie zu Abend, z. B. Kürbis-Buchweizen-Nockerl. Dazu oder danach 200 ml des Leber-Gallen-Tees trinken. – Während des Abends (in mind. 1 Stunde Abstand zum Essen) trinkt man den entsäuernden Basentee. – Mindestens jeden zweiten Tag ist ein Einlauf empfohlen, um die Darmreinigung und Ausleitung zu unterstützen. – Zweimal die Woche ist ein Basenbad oder Basenfußbad empfohlen. Es fördert die Entsäuerung und Entgiftung über die Haut.	**Abend:** – 3 bis 4 Stunden vor dem Zubettgehen essen Sie zu Abend, z. B. ein Gemüse-Curry. Dazu oder danach 200 ml des Leber-Gallen-Tees trinken. – Während des Abends (in mind. 1 Stunde Abstand zum Essen) trinkt man den entsäuernden Basentee. – Zweimal die Woche ist ein Basenbad oder Basenfußbad empfohlen. Es fördert die Entsäuerung und Entgiftung über die Haut. – direkt vor dem Schlafengehen nimmt man 3 Basenkapseln META-CARE® Basic 3 ein.	**Abend:** – Vor einer Mahlzeit, das kann das Abendessen sein, das Probiotikum OMNi-BiOTiC® 6 einnehmen. Wer möchte, kann es auch am Morgen einnehmen. – 3 bis 4 Stunden vor dem Zubettgehen essen Sie zu Abend, z. B. ein Gemüse-Curry. Dazu oder danach 200 ml des Leber-Gallen-Tees trinken. – Während des Abends (in mind. 1 Stunde Abstand zum Essen) trinkt man den entsäuernden Basentee. – Zweimal die Woche ist ein Basenbad oder Basenfußbad empfohlen. Es fördert die Entsäuerung und Entgiftung über die Haut.

Das Intervallfasten

Intervallfasten ist auch unter den Begriffen Intermittierendes Fasten und Kurzzeitfasten bekannt. Dabei hält man regelmäßige Essenspausen von mehreren Stunden bis zu zwei Tagen ein. Der kurzzeitige Essensverzicht ermöglicht es dem Körper mitunter durch die bereits in Kapitel 1 beschriebenen Prozesse der Insulinabsenkung, der Autophagie und Ketose seine Zellen zu reinigen, den Zucker- und Fettstoffwechsel zu verbessern und Krankheiten zu verhindern.

Beim Intervallfasten handelt es sich nicht um eine Kur von mehreren Tagen oder Wochen, sondern vielmehr um eine Ernährungsregel für den Alltag. Neben regelmäßigen Heilfastenkuren von etwa 7–10 Tagen praktizieren Matthias und ich auch das Intervallfasten schon seit vielen Jahren. Es fällt uns sehr leicht und sieht bei uns so aus, dass wir in der Regel zwischen 18.00 Uhr am Abend und 10.00 Uhr vormittags keine Nahrung zu uns nehmen. Manchmal verschiebt sich dieses Fastenintervall auch etwas, zum Beispiel wenn wir mit Freunden abends essen gehen. Dann „frühstücken" wir am nächsten Tag erst zu Mittag. Es sind also ca. 16 Stunden, in denen wir fasten und nur Wasser, Tee und schwarzen Kaffee (manchmal auch mit einem Schuss Pflanzenmilch) trinken. Aber zur genaueren Durchführung komme ich noch.

Die unmittelbaren Auswirkungen dieser Methode haben uns beide überaus beeindruckt. Matthias hat dadurch in nur wenigen Monaten seine Blutwerte völlig umgekrempelt. Obwohl er zu Beginn dieser Umstellung seinen Blutdruck und sein Gewicht bereits reduziert hatte und er sich schon einige Zeit auf diesem Niveau hielt, sank beides durch diese einfache Regel nochmal um ein schönes Stück. Da bei mir selbst schon vor dieser Umstellung Blutwerte, Blutdruck und Gewicht im Idealbereich waren, verzeichnete ich demzufolge in der Hinsicht keine Veränderungen. Mein unmittelbarer Profit lag in einem markanten Energiegewinn. Sowohl beim Aufstehen am Morgen als auch beim Sport fühle ich mich deutlich fitter. Mein Stoffwechsel läuft wie geschmiert. Und alles nur wegen einer kleinen Gewohnheitsänderung, die uns beiden sehr leicht gefallen ist. Das Intervallfasten kann in vielen verschiedenen Abwandlungen praktiziert werden, je nach Tagesablauf und Vorlieben der Praktizierenden.

Intervallfasten oder Heilfasten?

Der große Vorteil gegenüber Fastenkuren ist die Regelmäßigkeit der Essenspausen. Der Körper hat nicht nur zweimal im Jahr die Chance auf einen Großputz, sondern kann beim Intervallfasten jeden Tag ein bisschen aufräumen. Im Idealfall hält man seine Behausung permanent so halbwegs in Schuss und legt zwischendurch auch mal eine umfassendere Reinigungsaktion ein. Soll heißen: Intervallfasten im Alltag und Heilfastenkuren ein bis zweimal im Jahr ist eine unschlagbare Kombi.

Intervallfasten zur Vorbeugung und Therapie von Krankheiten

Forschungsergebnisse belegen: Intervallfasten stellt einen wirksamen Schutz vor Übergewicht und Krankheiten dar. Bereits durch kurze Perioden des Nichtessens geben wir unserem Körper die Möglichkeit, Reparaturmechanismen in unseren Zellen und Genen einzuschalten. Entartete Zellen, Ablagerungen, Speicherfett und bösartige Bakterien haben dadurch schlechte Chancen, sich anzuhäufen, da sie gleich im Anfangsstadium abgebaut werden. Damit können wir vielen Krankheiten effektiv vorbeugen bzw. deren Verlauf positiv beeinflussen. Welche Krankheiten sind dies konkret? Dazu sind in den letzten Jahren sehr viele spannende Studien veröffentlicht worden. Die folgenden Punkte gelten ebenso für Heilfastenkuren.

Demenz und Altersvergesslichkeit: Wer durch Intervallfasten die Autophagie anregt, unterstützt auch seine Gedächtnisleistung. Zum einen werden dadurch Proteinablagerungen verhindert, welche als Ursache für die häufigsten Demenzformen gelten. Zum anderen scheint aber auch die ganz normale altersbedingte Vergesslichkeit mit einer nachlassenden Autophagie zusammenzuhängen. Das zeigen zumindest erste Daten aus Laboruntersuchungen.

Übergewicht und Bauchfett reduzieren: Wie bereits erwähnt, ist das Intervallfasten auch ideal, um eine Gewichtsabnahme zu unterstützen oder Übergewicht vorzubeugen. Besonders interessant in Sachen Gesundheit: In Studien reduzierte Intervallfasten nicht nur das Gesamtgewicht, sondern auch den Körperfettanteil in Form des gesundheitlich bedenklichen Bauchfetts (viszerales Fett).

Diabetes: Typ-2-Diabetes wird zunehmend häufiger. Dies steht in engem Zusammenhang mit Übergewicht und unserer heutigen Lebensweise. Regelmäßiges Intervallfasten kann Typ-2-Diabetes vorbeugen und sogar rückgängig machen, indem es die Insulinresistenz verringert. Es verhindert Übergewicht, senkt den Insulinspiegel und wirkt auf bestimmte, mit Diabetes verbundene Botenstoffe ein.

Herz-Kreislauf-Erkrankungen: Immer mehr medizinische Untersuchungen geben Hinweise darauf, dass eine Anregung der Autophagie eine maßgebliche Rolle bei der Vorbeugung von Herz-Kreislauf-Erkrankungen (Herzinfarkt, Schlaganfall usw.) haben könnte. Studiendaten und unsere eigenen Erfahrungen zeigen auch, dass durch Intervallfasten ein erhöhter Bluthochdruck gesenkt werden kann.

Krebserkrankungen: Hier kann das Fasten ebenfalls einen Beitrag zur Prävention leisten, da wie gesagt die Reparaturmechanismen des Körpers in Gang gesetzt werden und somit entartete Zellen frühzeitig eliminiert werden können. Seit einigen Jahren wird das Heilfasten und Intervallfasten auch begleitend zur Krebstherapie eingesetzt. Hier haben wir einen Beitrag inkl. Video-Interview mit einem Spezialisten dazu: https://lana.li/hfb26

QR-Code: Fasten und Krebs

Vorbeugung weiterer Erkrankungen: Zahlreiche Studiendaten zeigen inzwischen einen Nutzen des Intervallfastens und der Autophagie bei weiteren Erkrankungen. Dazu gehören unter anderem Entzündungen, chronisch-entzündliche Erkrankungen, Morbus Parkinson und Multiple Sklerose.

Erhöhung der Lebenserwartung: Intervallfasten führt dazu, dass die zellulären Funktionen optimiert werden. Das könnte, so zeigt zum Beispiel die Forschung von Prof. Longo, sogar die Lebenserwartung erhöhen. Bei verschiedenen Tierarten ist das bereits belegt und auch beim Menschen deuten immer mehr Studiendaten darauf hin. Gemeinsam mit einer gesunden Ernährung und Sport kann Intervallfasten also einer der maßgeblichen Bausteine sein, die uns bis ins hohe Alter fit und gesund erhalten.

Die verschiedenen Methoden des Intervallfastens

Intervallfasten nach der 16:8 Methode

Das ist die Methode, die am häufigsten praktiziert wird und auch in unseren persönlichen Alltag am besten passt. Wie an unserem Beispiel bereits beschrieben, isst man dabei nur in einer Zeit von 8 Stunden am Tag. Das heißt dann auch, dass man 16 Stunden nicht isst. Wasser, Tee und schwarzer Kaffee sind in dieser Zeit erlaubt. Das klingt zunächst vielleicht mühsam, aber es ist für uns sehr leicht gewesen, unsere Lebensgewohnheiten mit diesem Essensrhythmus zu kombinieren. Wie gesagt, kann man das abwandeln, wie man möchte, also früher am Abend aufhören zu essen und dafür auch früher frühstücken oder später am Abend essen und dafür dann später frühstücken. Es müssen nur mindestens 16 Stunden dazwischen liegen. Wegen ihrer großen Flexibilität ist die 16:8 Methode sehr beliebt. Für viele ist es kein Problem, die Phase des Nicht-Essens auf 18 Stunden auszudehnen.

Alternierendes Fasten (oder auch 10in2-Diät): Einen Tag essen und einen Tag fasten

Manche praktizieren die Variante, einen Tag ganz normal zu essen und den darauffolgenden Tag auf Kalorien weitestgehend zu verzichten. Also einen Tag essen – einen Tag fasten – immer abwechselnd. Die Bezeichnung „10in2" setzt sich wie folgt zusammen: Die 1 steht für einen Tag, an dem Sie essen. Darauf folgt ein „Nuller-Tag", an dem gefastet wird. Das „in2" bezieht sich auf die beiden aufeinanderfolgenden Tage, an denen gegessen bzw. gefastet wird. Die Fastenperiode dauert demnach 36 Stunden, also vom Abendessen bis zum Frühstück am übernächsten Tag. Was man an den Fastentagen zu sich nehmen darf, ist weiter unten beschrieben.

Wem das dann doch etwas zu viel ist, der kann diese Methode etwas „entschärfen" und die Fastendauer auf 24 Stunden verkürzen. In diesem Fall wird am Fastentag eine Mahlzeit zu sich genommen. Man fastet vom Abendessen (oder Mittagessen oder Frühstück) des ersten Tages bis zum Abendessen (oder Mittagessen oder Frühstück) des nächsten Tages. Das kann z. B. von 19:00 Uhr des ersten Tages bis 19:00 Uhr am nächsten Tag sein. Manche Menschen machen das täglich, das heißt, sie essen grundsätzlich nur einmal am Tag. Für die meisten ist es aber praktikabler, solche Tage mit normalen Tagen, an denen dreimal gegessen wird, abzuwechseln.

Die 5:2-Methode

Bei dieser Methode fastet man an zwei (meist nicht aufeinander folgenden) Tagen die Woche. An diesen Fastentagen verzichtet man allerdings nicht gänzlich auf Kalorien. Aber dazu kommen wir im folgenden Punkt.

Was darf ich in den Fastenstunden essen?

Was während der Fastenphase zu sich genommen werden darf, hängt mit der Länge der Fastendauer zusammen. Wenn man ganze Tage fastet, ist eine Kalorienzufuhr von bis zu 500 kcal erlaubt. Man nimmt z. B. Gemüsebrühe und etwas frisch gepressten Saft zu sich. Im Grunde das Gleiche wie an einem Fastentag bei einer klassischen Heilfastenkur. Außerdem, und das gilt für alle Formen des Intervallfastens, nimmt man reichlich Wasser und ungesüßte Tees wie Kräutertee und Grüntee zu sich. Was außerdem erlaubt ist:

Kaffee beim Intervallfasten

Das ist doch eine sehr gute Nachricht, oder? Wie Sie bereits wissen, ist Kaffee beim Intervallfasten erlaubt, allerdings schwarz oder mit einem kleinen Schuss Pflanzenmilch. Kaffee wirkt sich sogar positiv auf das Intervallfasten aus, da dieser den Prozess der Autophagie unterstützt und zwar egal, ob mit oder ohne Koffein. Wichtig ist, dass der Kaffee ohne Tiermilch und ohne Zucker getrunken wird, da diese die Autophagie unterbrechen würden. Innerhalb von ein bis vier Stunden nach dem Konsum von schwarzem Kaffee kommt es zu einer starken Ankurbelung der Autophagie in allen untersuchten Organen.

Infused Water

Eine gute Idee vor allem für den Sommer ist Infused Water. Dafür legt man in einen Liter Wasser etwa eine Handvoll Kräuter, Obst- oder Gemüsestücke in Bio-Qualität und lässt es 3 Stunden im Kühlschrank ziehen. Vor dem Servieren Eiswürfel rein – fertig. Dabei sind der Kreativität keine Grenzen gesetzt. Was ich persönlich sehr gerne mag, sind Limettenscheiben und Minze.

Mein persönlicher Tipp: Regelmäßige Entlastungstage

Ich mache zusätzlich zu meinem 16/8-Intervallfasten immer wieder mal einen Entlastungstag in Form eines Smoothie-Tages. An diesem Tag ist die Kalorienmenge reduziert und ich fülle meine Vitalstoff-Tanks auf. Das sieht so aus, dass ich mir am Morgen etwa 750 ml eines Smoothies, auf den ich gerade Lust habe, zubereite und ihn dann portionsweise zu meinen gewohnten Essenszeiten zu mir nehme. Dazwischen trinke ich Kräutertees oder Wasser. So ein Smoothie-Tag ist auch in der Arbeit ohne Probleme durchzuführen. Wer es lieber pikant mag, kann das Gleiche mit Suppen machen bzw. beides kombinieren.

KAPITEL 4
Meine besten Ernährungstipps

Wie reduzieren Sie Zucker in Ihrem Alltag?

Sie haben sich entschieden, ab jetzt weniger Zucker zu essen? Das ist eine gute Entscheidung! Um die Zuckersucht zu überwinden und den Industriezucker in Ihrer Ernährung nachhaltig zu reduzieren, werden Ihnen die folgenden Tipps und Tricks eine gute Unterstützung sein. Ich habe zu diesem wichtigen Thema auch ein Videos aufgezeichnet: https://lana.li/hfb27

QR-Code: Video Zuckerreduktion

Alternativen zu zuckerhaltigen Getränken

Viele Getränke enthalten sehr viel Zucker. Damit sind nicht nur Limonade, Cola & Co gemeint, sondern auch Säfte. Saftzubereitungen, Schorlen oder gesund wirkendes „Wasser mit Frucht" wird oft zusätzlich mit Zucker versetzt. Aber auch reine Fruchtsäfte liefern Fruchtzucker in rauen Mengen. In einem Glas Orangensaft beispielsweise ist der Zucker von mehreren Orangen enthalten – niemand könnte so viel Obst in so kurzer Zeit verschlingen.

Wenn Ihnen bloßes Wasser zu langweilig sein sollte, kann ich Ihnen ungesüßte Tees oder das sogenannte Infused Water empfehlen (S. 164).

Der Zucker im Tee oder Kaffee summiert sich auch über den Tag. Die gute Nachricht dabei ist, diesen Zucker kann man sich sehr leicht abgewöhnen. Sehr bald schmeckt einem das Heißgetränk ungesüßt besser.

Auch Alkohol ist Zuckerlieferant, hat eine Menge Kalorien und wirkt außerdem appetitanregend und drosselt den Fettstoffwechsel. Wenn man in Gesellschaft ist und man nicht nur Wasser trinken möchte, kann ein Kompromiss das „saure Radler" (Bier mit Soda 1:1) oder die Weinschorle sein. Außerdem kann man nach einem alkoholischen Getränk immer ein Glas Wasser bestellen.

Versteckten Zucker meiden

Was oft sehr unterschätzt wird, ist der Zuckergehalt von Frühstückscerealien wie Cornflakes, Getreidepops und fertige Müslimischungen. Hier sind Sie mit selbstgemachten Alternativen (siehe unten) ebenfalls besser bedient und es gibt vor allem keinerlei Geschmackseinbußen. Worauf Sie außerdem achten sollten, sind Wurst- und Fleischwaren, Fertigsaucen, Salatdressings, Eingelegtes etc. Auch wenn diese Nahrungsmittel nicht süß schmecken, steckt häufig Zucker drin. Ein Blick auf die Zutatenliste zahlt sich hier aus, allerdings hat Zucker viele Namen. Einige davon lauten Glucose-Fructose-Sirup, Maltose, Stärkesirup, Invertzucker, Dextrose, Maltodextrin usw.

Vitalstoffreiche Nahrung

Frische Lebensmittel liefern unseren Zellen alles, was sie brauchen und verhindern dadurch Heißhunger auf Süßes. Dieser kann nämlich auch durch einen Vitalstoffmangel ausgelöst werden. Wenn wir unseren Zellen geben, was sie brauchen, entsteht echte zelluläre Sättigung. Die meisten Vitalstoffe stecken in Gemüse (vor allem dunkelgrünes Gemüse und Sprossen), Obst (vor allem Beeren), Hülsenfrüchten, Vollkorngetreide, Nüssen und gesunden Ölen (z. B. Leinöl, Hanföl, Olivenöl).

Appetit zügeln durch Bitterstoffe

Kräuterbitter (mit oder ohne Alkohol) oder Bittersprays wirken einerseits verdauungsregulierend und bei manchen Menschen auch appetitzügelnd. Nach einer Mahlzeit eingenommen, können diese als Essensstopper funktionieren. Auch bei Heißhungerattacken hilft oft schon ein Sprühstoß oder kleiner Schluck.

Ein altes Hausmittel bei Heißhunger stellt das Kauen der bitteren Kalmuswurzel dar. Man kann daraus auch einen Tee machen. Auch ein Schafgarbentee wirkt vergleichbar.

Schokolade mit 70–100 % Kakaoanteil (ja, sowas gibt es) schmeckt bitter und bereits ein Stück davon stillt die Gier auf Süßes. Es gibt Schokolade auch mit Birkenzucker oder Erythrit.

Kaffee ist mit seinen Bitterstoffen ebenfalls ein guter Appetitzügler. Abends lieber koffeinfreien Kaffee trinken.

Rituale und Gewohnheiten durchbrechen

Wenn Sie Rituale haben, die Zucker beinhalten, stellen Sie sie um. Holen Sie sich zum Beispiel zum Kaffee gewohnheitsmäßig etwas Süßes oder essen Sie abends beim Fernsehen häufig Kekse? Dann finden Sie andere Rituale, z. B. zum Kaffee 1–2 Datteln anrichten oder abends Ihren Lieblingstee mit vor den Fernseher nehmen.

Möglichst viel selbst kochen

In Fertiglebensmitteln wird sehr häufig Zucker als günstiger Füllstoff und Geschmacksverstärker genutzt. Wer selbst kocht, weiß, wie viel Zucker im Essen ist. Und das sollte bestenfalls kein Industriezucker sein. Ersetzen Sie diesen durch gesündere Zuckeralternativen, die ich nachfolgend aufgelistet habe. Suchen Sie sich heraus, was zu Ihren Koch- und Essgewohnheiten am besten passt und probieren Sie es einfach aus.

Die Reihenfolge beim Essen ist wichtig

Wer mit Salaten, Gemüse und proteinreichen Lebensmitteln seine Mahlzeiten beginnt und erst danach zu kohlenhydratreicher Kost übergeht, isst gesünder. Denn der Blutzuckerspiegel und somit die Insulinausschüttung bleiben auf diese Weise niedriger, als wenn man dasselbe Gericht in umgekehrter Reihenfolge zu sich nimmt. Bevor Sie also kohlenhydratreiche Lebensmittel wie Reis, Kartoffeln, Nudeln oder Brot auf leeren Magen essen, verspeisen Sie z. B. einen Salat. Auch der Essig am Salat kann den Blutzuckerspiegel positiv beeinflussen. Süßigkeiten, Kuchen und Co. sollten Sie nie auf nüchternen Magen essen. Ein süßes Dessert ist nicht umsonst immer am Ende eines Menüs angesiedelt.

Einfache Rezepte für gesunde Süßspeisen

Süßigkeiten, Kekse, Eiscreme etc. können Sie ersetzen durch gut schmeckende Alternativen. Hier einige Beispiele:

- Gesunde Pralinen: Datteln mit etwas Cashewmus und Walnusskernen füllen und eventuell noch mit einem Guss aus dunkler Schokolade (mind. 80 % Kakaoanteil) überziehen.

- Energiekugeln: Pürierte Trockenfrüchte (z. B. Datteln über Nacht in Wasser einlegen und dann ohne das Einweichwasser pürieren) oder Fruchtpaste mit gemahlenen Nüssen Ihrer Wahl im Verhältnis 2:1 gut durchkneten und zu Kugeln formen. Sie können die Masse mit Gewürzen wie Vanille oder Zimt verfeinern und zum Schluss in Kakaopulver oder Kokosraspeln wälzen.
- Gesunde Eiscreme: Reife Bananen in Scheiben schneiden und einfrieren. Die tiefgekühlten Bananenscheiben dann im Standmixer zu einer cremigen Masse mixen. Je nach Geschmack können Sie noch andere Früchte wie z. B. gefrorene Himbeeren hinein mixen.

Im Rezeptteil finden Sie einige meiner „gesunden Kuchen".

Schlafen Sie ausreichend

Wer dauerhaft zu wenig schläft, bekommt eher Übergewicht, zeigen Studien. Wie weiter vorne bereits ausgeführt, sorgt zu wenig Schlaf dafür, dass wir mehr Lust auf salzige, gezuckerte und kalorienreiche Nahrungsmittel haben. Wenn Sie Schlafprobleme haben, nehmen Sie diese ernst und widmen Sie sich den Ursachen.

Emotionales Essen enttarnen

Es ist ganz normal, dass Essen ein Wohlgefühl in uns hervorruft. Bereits als Säugling ist die Nahrungsaufnahme mit Liebe und Nähe verbunden. Später als Kind werden wir häufig mit Süßigkeiten belohnt oder getröstet. Es entstehen also direkte Verknüpfungen zwischen Emotionen und bestimmten Nahrungsmitteln (meist Süßigkeiten), die wir ins Erwachsenenleben mitnehmen. Man kann mit Essen so vieles abfedern: Langeweile, Kummer, Ärger, Trauer, Enttäuschung, Leere, Nervosität, Stress – was immer es ist, durch das Essen spüren wir es gleich nicht mehr so intensiv. Oder wir verstärken freudige Momente damit, das gibt es auch. Aber in der Regel sind es die unangenehmen Befindlichkeiten, die zu problematischem Essverhalten führen.

Wir alle haben vermutlich Momente, in denen wir das Essen für diese Zwecke einsetzen – und das ist auch legitim, wenn es eine von vielen Maßnahmen ist, die ein Mensch zur Verfügung hat, um für die Seele gewisse

Emotionen erträglicher zu machen. Leider haben süße und fettige Lebensmittel einen ungleich höheren unmittelbaren Belohnungs-, Trost- oder Genusseffekt als Brokkoli oder ein Waldspaziergang.

Wenn Essen eine solch wichtige Kompensationsfunktion in Ihrem Leben übernommen hat, müssen Sie tiefer blicken, um aus diesem Dilemma auszusteigen. Hinterfragen Sie Ihre Gelüste. Warum haben Sie gerade jetzt Lust auf Schokolade oder Kuchen? Um welche Bedürfnisse geht es hier wirklich? Wenn Sie erkennen, dass es eigentlich um Trost, Geborgenheit oder Entspannung geht, wird klar, dass Essen hier keine Lösung ist. Besser wäre es, auf sinnvolle Weise für sich und Ihre Bedürfnisse zu sorgen. Nehmen Sie sich lieber Zeit für einen Spaziergang in der Natur, legen Sie sich in die heiße Badewanne oder rufen Sie eine liebe Freundin an. Die Aufarbeitung der emotionalen Hintergründe einer Zuckersucht kann Ihnen helfen, zu einem ausgewogenen Essverhalten zu finden.

Auf Heißhunger vorbereitet sein

(Fast) jeder kennt wohl den Heißhunger auf etwas Süßes. Gern überfällt dieser uns in Zeiten mit viel Stress. Ich habe dafür immer etwas im Haus, was die Gelüste befriedigt, aber nicht immens viel Zucker enthält. Das können die oben beschriebenen selbstgemachten Leckereien sein oder einfach Zartbitterschokolade (mind. 70 %). Wer es knusprig mag, kann auf Reiswaffeln mit Zartbitter-Schokoüberzug zurückgreifen. Auch Trockenfrüchte, Studentenfutter oder Obst können als Ersatz funktionieren, je nach Ihren Vorlieben.

Nicht dogmatisch werden, aber dranbleiben

Es gibt Situationen, z. B. mit Freunden am Weihnachtsmarkt oder mit der besten Freundin im Kaffeehaus, wo es einfach dazugehört, den süßen Glühwein oder die leckere Sahnetorte zu genießen. Ständig nur zu verzichten, macht auf Dauer unglücklich. Ich finde es sehr wichtig, sich auch etwas gönnen zu können. Wichtig ist nur, sich diese Dinge ganz bewusst zu gönnen – nicht zu oft, aber dann mit vollem Genuss und völlig ohne schlechtes Gewissen.

Beliebte Zuckeralternativen

Hier stelle ich Ihnen Alternativen zum weißen Haushaltszucker mit unterschiedlichen Eigenschaften vor. Einige haben wesentlich weniger Kalorien (Haushaltszucker hat etwa 400 kcal pro 100 g) und einen niedrigeren glykämischen Index. Dieser gibt an, wie stark der Blutzucker nach dem Verzehr eines Lebensmittels ansteigt und liegt beim Haushaltszucker bei knapp 70.

Achten Sie bei all diesen Produkten darauf, dass sie nachhaltig, fair und biologisch produziert werden. In der biologischen Landwirtschaft sind viele Pestizide des konventionellen Anbaus verboten und dies spiegelt sich auch im Lebensmittel wider.

Vollrohrzucker

Nicht jeder „braune Zucker" ist gesünder als normaler Haushaltszucker. Empfehlenswert ist jedoch der Vollrohrzucker. Hier wird aus Zuckerrohr ein Zuckersirup gewonnen. Dieser wird eingedickt und gemahlen. Neben Saccharose enthält Vollrohrzucker noch die sogenannte Melasse mit Aromastoffen und Mineralstoffen aus dem Zuckerrohr.

- Kaloriengehalt: ca. 385 kcal pro 100 g
- Glykämischer Index: ca. 35
- Geschmack: Je nach Marke: nach Karamell oder leicht nach Lakritze.
- Wofür eignet sich Vollrohrzucker am besten? Er kann wie weißer Haushaltszucker verwendet werden, zum Beispiel zum Kuchenbacken.

Melasse

Melasse oder auch Zuckerrohr-Melasse ist ein sehr dunkler, dickflüssiger Sirup, der bei der Zuckerherstellung als wertvolles Nebenprodukt anfällt. Sie findet seit Jahrhunderten in der Naturheilkunde Verwendung und wird auch als „schwarzes Wunder" bezeichnet. Melasse enthält zahlreiche Mineralstoffe, Spurenelemente sowie Aminosäuren. Durch den hohen Eisen-, Magnesium- und Kaliumgehalt ist sie für Sportler bestens geeignet.

- Kaloriengehalt: ca. 288 kcal pro 100 g
- Glykämischer Index: ca. 60

- Geschmack: sehr starker Eigengeschmack: malzig und nach Lakritz.
- Wofür eignet sich Melasse am besten? Hervorragend für kräftige Speisen wie Lebkuchen, Vollkorngebäck, Saucen und Marinaden. Köstlich auch ins Müsli, in warme Frühstücksbreie, gelöst in heißer Mandelmilch oder zu Apfelmus.

Honig

Viele Menschen verwenden Honig statt Zucker, weil er gesünder sein soll. Seine Hauptbestandteile sind zunächst einmal die gleichen wie die von Haushaltszucker, nämlich Glucose und Fructose, wobei der Fructosegehalt etwas höher ist. Da Fructose süßer schmeckt als Glucose, ist auch die Süßungskraft von Honig höher als die von Zucker und man kann für die gleiche Süße etwas weniger davon verwenden. Zusätzliche Bestandteile wie Vitamine, Mineralstoffe und Aminosäuren im Honig werten ihn gegenüber dem Zucker auf. Außerdem hat Honig eine leicht antibakterielle Wirkung. Kaufen Sie regionalen Honig vom lokalen Bio-Imker, ist auch die CO2-Bilanz optimal.

- Kaloriengehalt: 304 kcal pro 100 g
- Glykämischer Index: ca. 58
- Geschmack: Jeder kennt den typischen Honiggeschmack, der stark variieren kann (vergleiche zum Beispiel Waldhonig mit Akazienhonig).
- Wofür eignet sich Honig? Durch seine leicht antibakterielle Wirkung ist Honig gut bei Halsschmerzen oder Husten. Man kann zum Beispiel selbst einen Hustensaft aus Zwiebeln und Honig herstellen. Zum Backen eignet sich Honig vor allem für Rezepte, die speziell für Honig ausgelegt sind, da er schneller bräunt als Zucker.

Reissirup

Reissirup ist in Asien schon sehr lange bekannt. Reismehl wird mit Wasser und Enzymen erwärmt und dann zu einem Sirup eingekocht. Die Süße entsteht durch die Aufspaltung der Stärke. Es entsteht vorwiegend Glucose und Maltose (Disaccharid aus zwei Glucose-Einheiten), aber keine Fructose.

- Kaloriengehalt: c. 316 kcal pro 100 g
- Glykämischer Index: ca. 95

- Geschmack: Sehr mild und leicht malzig.
- Wofür eignet sich Reissirup? Ideal für Müsli, Obstsalate, Joghurt oder Smoothies. Eignet sich besonders für Menschen mit einer Fructose-Malabsorption oder Fructose-Intoleranz.

Dattelzucker/-sirup

Dattelzucker besteht zu 100 % aus gemahlenen, getrockneten Datteln. Auch für die Herstellung von Dattelsirup werden getrocknete Datteln verwendet. Sie werden gekocht, gefiltert und dann zu einem Sirup konzentriert. In dem Sirup bzw. dem Dattelzucker steckt also die Fruchtsüße aus Datteln, aber auch die hitzebeständigen Inhaltsstoffe der Dattelfrucht. Die Süßkraft von Dattelsirup ist stärker als die von Haushaltszucker. Daher kann Dattelsirup zurückhaltender dosiert werden.

- Kaloriengehalt: ca. 289 kcal pro 100 g
- Glykämischer Index: ca. 55
- Geschmack: Dattelzucker: dezenter, karamelliger Eigengeschmack; Dattelsirup: fruchtig.
- Wofür eignet sich Dattelzucker/-sirup? Beide Varianten sind ideal für Smoothies, Müslis und zum Süßen von Fruchtdesserts und Puddings. Auch wunderbar zum Backen und für süßsaure Marinaden, orientalische Gerichte oder ayurvedische Frühstücksvarianten. Zu beachten: Dattelsirup hat eine höhere Süßkraft als Haushaltszucker und kann daher zurückhaltender dosiert werden. Dattelzucker hingegen hat eine etwas dezentere Süßkraft als Haushaltszucker und löst sich nicht auf, das heißt für Getränke ungeeignet, da sich das Pulver einfach absetzt.

Agavendicksaft

Saft aus der Agave wird zu einem Sirup eingedickt. Neben Zucker enthält er deshalb auch Inhaltsstoffe der Pflanze. Auch wenn Agavendicksaft gerade im Trend liegt: Viel gesünder als Haushaltszucker ist er nicht. Er hat zwar einen niedrigeren glykämischen Index. Dieser kommt jedoch durch einen hohen Fructose-Gehalt zu Stande, der dafür die Verdauung stören und eine Insulinresistenz fördern kann.

- Kaloriengehalt: ca. 304 kcal pro 100 g
- Glykämischer Index: ca. 20
- Geschmack: Angenehm mild und leicht nach Karamell.
- Wofür eignet sich Agavendicksaft? Ideal für Desserts, Soßen und Getränke. Zum Backen weniger geeignet.

Ahornsirup

Für die Gewinnung von Ahornsirup werden Stämme des Zuckerahorns angezapft. Der aufgefangene Saft wird eingedickt. Der Kaloriengehalt ist (wie bei allen sirupartigen Zubereitungen) niedriger als in reinem Haushaltszucker. Das kommt aber durch den Wassergehalt zu Stande. Dafür ist entsprechend mehr Ahornsirup nötig, um die gleiche Süßkraft zu erreichen. Es gibt beim Ahornsirup verschiedene Grade. Grad A ist hell und schmeckt sehr mild, Grad C ist sehr dunkel und hat einen intensiven Malzgeschmack.

- Kaloriengehalt: ca. 265 kcal pro 100 g
- Glykämischer Index: ca. 43
- Geschmack: Charakteristischer, malziger Geschmack.
- Wofür eignet sich Ahornsirup? Ideal für Pancakes, Desserts und Soßen, wenn der typische Ahornsirup-Geschmack gewünscht ist.

Kokosblütenzucker/- sirup

Frischer Saft wird gewonnen, indem die großen Blüten der Kokospalme angeschnitten werden. Über mehrere Tage hinweg tropft der Saft in Sammelgefäße. Die Ernte erfolgt also ähnlich wie die des Ahornsirups. Der Blütensaft wird dann zu einem Sirup eingekocht. Auskristallisiert und gemahlen wird daraus der Kokosblütenzucker.

- Kaloriengehalt: ca. 382 kcal pro 100 g
- Glykämischer Index: ca. 35
- Geschmack: Nach Karamell und angenehm vanillig. Schmeckt NICHT nach Kokos.
- Wofür eignet sich Kokosblütenzucker? Kann wie Haushaltszucker verwendet werden. Gute Alternative für Menschen, die ein Ersatzprodukt

mit niedrigem glykämischem Index suchen. Ich mische ihn beim Backen gerne 1:1 mit Erythrit, das senkt die Kalorien und geschmacklich gibt es keine Einbußen. Der Sirup ist gleich zu verwenden wie z. B. Dattel- oder Aprikosensirup.

Aprikosensirup

Aprikosensirup besteht zu 100 % aus getrockneten Aprikosen. Die Früchte werden nach dem Trocknen in Wasser eingeweicht und eingekocht, anschließend gefiltert und so konzentriert, dass ein dunkler Sirup entsteht.

- Kaloriengehalt: ca. 265 kcal pro 100 g
- Glykämischer Index: ca. 40
- Geschmack: angenehm malzig, fruchtig säuerlich.
- Wofür eignet sich Aprikosensirup? Perfekt geeignet zum Süßen von Desserts, Smoothies, Müsli, Frühstücksbrei, Eis und Frozen Yogurt. Auch in süßsaure Marinaden passt er gut. Ich persönlich liebe ihn in warmer Mandelmilch – vor allem abends.

Yaconsirup

Bisher ist Yacon, eine süße peruanische Wurzelknolle, bei uns noch relativ wenig bekannt. Der Sirup der Knolle enthält – neben einem geringen glykämischen Index und weniger Kalorien – auch präbiotische Bestandteile (Fructo-Oligosaccharide), die für eine gesunde Darmflora sorgen. Yaconsirup soll auch Hungerhormone drosseln.

- Kaloriengehalt: ca. 200 kcal pro 100 g
- Glykämischer Index: ca. 20
- Geschmack: Nach Rosinen und leicht karamellig.
- Wofür eignet sich Yaconsirup? Ideal für Smoothies, Dressings, Süßspeisen oder Eis. Nur halb so viel Süßkraft wie Zucker, man muss für die gleiche Süße also entsprechend mehr einsetzen. Zu empfehlen für Menschen, die ihre Darmflora pflegen möchten.

Fruchtpasten

Dattel-, Feigen- oder Aprikosenpasten sind eher neu am Markt. Sie bestehen zu 100 % aus pürierten Trockenfrüchten und sind von der Konsistenz her vergleichbar mit Marzipan.

- Kaloriengehalt: ca. 260 kcal pro 100 g
- Glykämischer Index: ca. 55
- Geschmack: nach der jeweiligen Trockenfrucht
- Wofür eignen sich Fruchtpasten? Perfekt für Fruchtkugeln, zum Süßen von Smoothies sowie zum Backen von Früchtebrot oder als Fruchtfüllung für Kekse. Zur Verfeinerung von orientalischen Saucen oder für selbstgemachte Chutneys.

Überreife Bananen

Statt Zucker setze ich manchmal überreife Bananen ein, die ruhig schon leicht braun sein dürfen.

- Kaloriengehalt: ca. 90 kcal pro 100 g
- Glykämischer Index: ca. 50
- Neben natürlichem Zucker enthalten Bananen reichlich Kalium, Magnesium, Vitamin B6, verdauungsförderndes Pektin und viele weitere Vitalstoffe.
- Geschmack: Ist bekannt.
- Wofür eignen sich überreife Bananen? Ideal für Müsli, Joghurt oder Quark. Man kann mit Bananen auch sehr gut den Zucker in Kuchen und Gebäck ersetzen (oder zumindest einen Teil des Zuckers).

Birkenzucker (Xylit)

Xylit ist ein Zuckeralkohol und kommt in der Natur in vielen Früchten vor. Hergestellt wird er aus Holz, Stroh, Kleie oder Mais. Unter anderem kann man ihn aus Birkenholz gewinnen, deshalb der Name Birkenzucker. Beliebt ist Birkenzucker nicht nur als kalorienärmerer Zuckerersatz mit niedrigem glykämischen Index, sondern auch als karieshemmender Bestandteil von Kaugummis. Er kann wie alle Zuckeralkohole in größeren Mengen abführend wirken und Blähungen verursachen.

Xylit kauft man am besten nur vom Qualitätshersteller, da ansonsten gentechnisch veränderter Mais die Basis bilden kann.

- Kaloriengehalt: ca. 240 kcal pro 100 g
- Glykämischer Index: ca. 7
- Geschmack: Süß, kein nennenswerter Eigengeschmack.
- Wofür eignet sich Birkenzucker? Er sieht aus wie Haushaltszucker und kann ganz gleich zum Backen und allgemeinem Süßen eingesetzt werden. Ideal für Menschen, die abnehmen möchten, eine Low-Carb-Ernährung einhalten oder zu Kariesbildung neigen. **Achtung: Für Hunde ist Xylit giftig!**

Erythrit

Erythrit ist ebenfalls ein Zuckeralkohol. Er ist ein natürlicher Bestandteil von Früchten oder Käse. Er schmeckt fast so süß wie Zucker, hat aber keine Kalorien und wird deshalb als natürlicher Zuckerersatz immer beliebter. Wie Xylit ist auch er zahnfreundlich und bei übermäßigem Verzehr können empfindliche Gedärme mit Blähungen oder Durchfall reagieren.

- Kaloriengehalt: 0 kcal
- Glykämischer Index: ca. 7
- Geschmack: Süß, ohne großen Eigengeschmack, mit leicht kühlendem Nachgeschmack.
- Wofür eignet sich Erythrit? Erythrit ist ein weißes kristallines Pulver und kann wie Haushaltszucker eingesetzt werden. Hat 70 Prozent Süßkraft verglichen mit Haushaltszucker, es muss also entsprechend etwas mehr eingesetzt werden. Erythrit eignet sich gut für Menschen, die Kalorien einsparen möchten und natürlich auch für eine Low-Carb-Diät. Ich persönlich mische Erythrit gerne mit einem natürlichen Süßungsmittel wie Kokosblütenzucker, da der Geschmack dann etwas runder ist.

Stevia

Die Pflanze Stevia rebaudiana enthält in ihren Blättern die süß schmeckenden Stevia-Glykoside. In der südamerikanischen Heimat der Pflanze werden Extrakte der Blätter schon seit Jahrhunderten zum Süßen genutzt.

Inzwischen sind die isolierten Stevia-Glykoside bei uns als Süßungsmittel zugelassen. Man kann aber auch einfach die getrockneten und gemahlenen Blätter der Pflanze als dunkelgrünes Pulver kaufen.

- Kaloriengehalt: 0 kcal
- Glykämischer Index: 0
- 450 x süßer als Zucker.
- Geschmack: Kann einen leicht bitteren oder metallischen Nachgeschmack haben.
- Wofür eignet sich Stevia? Zum Backen eignet es sich nur in angepassten Rezepten, da aufgrund der hohen Süßkraft nur wenig Stevia nötig ist und das Volumen dann im Rezept fehlt. Ansonsten ist es beliebt in Tee, Kaffee oder selbstgemachten Limonaden.

Meine Tipps für ein gesundes Leben

- Kümmern Sie sich um Ihr seelisches Gleichgewicht: Reduzieren Sie Stress, machen Sie Dinge, die Ihnen Freude bereiten, gönnen Sie sich Zeiten der Ruhe und Einkehr. Vielleicht mögen Sie Yoga, Meditation oder Waldspaziergänge. Sprechen Sie mit jemanden über Ihre Wünsche und Bedürfnisse, fragen Sie sich, ob Sie in einer Umgebung sind, die Ihnen guttut. Fragen Sie sich von Zeit zu Zeit, wieso Sie tun, was Sie tun und ob Sie es gerne tun. Nehmen Sie sich Zeit für Selbstreflexion.
- Machen Sie mindestens dreimal in der Woche für 45 Minuten Sport bzw. Bewegung, sodass Sie außer Atmen kommen.
- Halten Sie zwischen den Mahlzeiten Abstände von mindestens 4–5 Stunden ein. Zwischen Abendessen und Frühstück sollen mindestens 13 Stunden liegen. Sehr zu empfehlen ist das Intervallfasten 16/8.
- Machen Sie ein oder zweimal im Jahr eine Fastenkur von ca. 7 Tagen (sofern keine Kontraindikationen vorliegen).
- Legen Sie auch zwischendurch regelmäßige Fastentage bzw. Entlastungstage ein. Zum Beispiel einen Smoothie- oder Suppentag in der Woche.
- Kaufen Sie, wenn möglich Bio-Lebensmittel, sie enthalten nachweislich viel weniger Schadstoffe als konventionelle Ware.

- Achten Sie auf ein gutes Säure-Basen-Gleichgewicht: Essen Sie viel Gemüse und Obst, wenig Süßes und wenig Tierisches.
- Wählen Sie die richtigen Fette und achten Sie auf das Verhältnis zwischen Omega-3- und Omega-6-Fettsäuren. Verwenden Sie hochwertiges Leinöl, Hanföl, Walnussöl. Vermeiden Sie Sonnenblumenöl, Distelöl, raffinierte Öle und reduzieren Sie tierische Fette.
- Reduzieren Sie Weißmehlprodukte und verwenden Sie stattdessen Vollkornprodukte aus Urdinkel, Kamut, Emmer, Einkorn, Buchweizen usw.
- Essen Sie spät am Abend keine allzu großen Portionen mehr. Beim Schlafengehen sollte der Magen nicht mehr voll sein. Sie schlafen viel besser, wenn auch Ihre Verdauungsorgane Feierabend haben.
- Kauen Sie Ihr Essen gründlich. Essen Sie in Ruhe und nehmen Sie sich Zeit. Nicht im Stress essen.
- Ein gesunder Darm und ein intaktes Mikrobiom stellen die Basis für Gesundheit und Wohlbefinden dar. Worauf es dabei ankommt, lesen Sie auf Seite 89–90.
- Schlafen Sie ausreichend.

Die gesündesten Lebensmittel

Folgende Lebensmittel senken das Risiko für die häufigsten Erkrankungen der westlichen Welt (Herz-Kreislauferkrankungen, Krebs, Diabetes, Übergewicht, Arthrose, Demenz usw). Man sollte täglich mehrere davon essen:

1. Hülsenfrüchte. Alle Arten von Bohnen und Linsen, Kichererbsen, grüne Erbsen, Sojabohnen und Tempeh. Hülsenfrüchte sind nicht nur sehr reich an Eiweiß, Eisen und Zink, sie enthalten auch besonders wertvolle Ballaststoffe, Folat und Kalium. Ihre krebsprotektive Wirkung wurde in großen Studien belegt. Aber auch Diabetes wirken sie sehr gut entgegen.
2. Beeren – das gesündeste Obst. Brombeeren, Heidelbeeren, Himbeeren, Schwarze Johannisbeeren, Maulbeeren, dunkle Trauben, Preiselbeeren, Erdbeeren, Kirschen usw. Beeren weisen extrem hohe Mengen an Antioxidantien auf. Vor allem die dunklen Farbstoffe wirken ungemein zellschützend, krebsprotektiv und verjüngend. Aber auch jede andere Frucht, die vor allem saisonal erhältlich ist, hat ihre besonderen Inhaltstoffe.

3. Kreuzblütlergemüse. Blumenkohl, Brokkoli, Brunnenkresse, Grünkohl, Blaukraut (Rotkohl), Kohlsprossen (Rosenkohl), Radieschen, Rettich, Kren usw. Diese gesunden Vertreter aus dem Gemüsegarten sind sehr aktiv gegen Krebs und stärken unsere Abwehrkräfte. Sie unterstützen die Leber und entgiften den Körper.
4. Grünes Blattgemüse. Spinat, Mangold, Rucola, Salat, Sauerampfer, Löwenzahn, Spitzwegerich, Kohlblätter usw. Dunkelgrünes Blattgemüse gehört zu den gesündesten Lebensmitteln überhaupt. Chlorophyll ist ein hoch wirksamer Stoff gegen Zellschäden. Aber auch jedes andere Gemüse sollte häufig gegessen werden, denn jedes hat seine ganz spezielle Vitalstoffkombination.
5. Leinsamen/Leinöl. Er sollte täglich in die Ernährung eingebaut werden: frisch geschrotet im Müsli, über Salat oder Suppe. Zusätzlich auch als Öl. Er enthält die äußerst wertvollen Omega-3-Fettsäuren und wirkt verdauungsfördernd.
6. Nüsse und Samen. Walnüsse, Mandeln, Cashewkerne, Kürbiskerne, Macadamianüsse, Pistazien, Sesamsamen, Paranüsse, Hanfsamen, Chiasamen usw. An fünf Tagen pro Woche Nüsse zu verzehren kann nicht nur gut gegen Übergewicht wirken, sondern auch tatsächlich unser Leben verlängern. Dabei ist die Walnuss mit ihren Omega-3-Fettsäuren die absolute Königin unter den Nüssen.
7. Kräuter und Gewürze. Oregano, Basilikum, Majoran, Rosmarin, Dill, Lorbeerblätter, Thymian, Petersilie, Chili, Koriander, Kurkuma, Muskat, Pfeffer, Ingwer, Knoblauch, Zwiebeln, Piment, Nelken, Kreuzkümmel usw. Kräuter und Gewürze sind randvoll mit Antioxidantien und schützen unsere Zellen vor Schäden. Allen voran spielt Kurkuma eine verblüffende Rolle bei der Prävention und Behandlung einer Reihe von Krankheiten.
8. Getränke. Frisches Quellwasser, Grüner Tee, Chai, Hibiskustee, Matcha, Kräutertees, schwarzer Tee, schwarzer Kaffee. Beim Kaffee wird sich vielleicht der eine oder die andere wundern, dass er hier Erwähnung findet. Aber die aktuellen wissenschaftlichen Studien zeigen tatsächlich eine überwiegend positive Wirkung des beliebten Getränks. Allerdings sollte man den Kaffee ohne tierische Milch trinken, also entweder schwarz oder mit Pflanzenmilch (z. B. Mandel-, Hafer- oder Sojamilch).

Reduzieren Sie:

- Zucker und Süßes sowie Weißmehlprodukte.
- Tierisches Eiweiß und Fett wie Fleisch, Wurst, Eier, Fisch, Milchprodukte.
- Industriell Verarbeitetes/Fertigprodukte
- Snacks zwischendurch
- Salz
- Alkohol

KAPITEL 5

Rezeptteil

Diese Rezeptsammlung ist einerseits eine Ergänzung für die verschiedenen Fastenkuren in diesem Buch. Andererseits finden Sie hier meine Rezepte für gesunde Kuchen, falls Sie wie ich eine gesundheitsbewusste Naschkatze sind.

Frisch gepresste Säfte für die Heilfastenkur

Die Zubereitung ist für alle Säfte gleich: Obst und Gemüse waschen und putzen und durch den Entsafter lassen. Zusätzlich gibt man noch ein paar Tropfen Leinöl in den Saft. Die Mengenangaben beziehen sich auf eine Tagesration (200–250 ml).

KAROTTEN-ORANGEN-INGWER
• 250 g Karotten
• 1 kleine Orange, geschält
• ein kleines Stück Ingwer

ROTE BETE-APFEL-ZITRONE
• 250 g Rote Bete
• 1 Apfel
• 1/2 Zitrone mit Schale

APFEL-GRÜNKOHL-TRAUBEN
• 1 säuerlicher Apfel
• 200 g Grünkohl
• 100 g rote Trauben

TOMATEN-GURKE-PAPRIKA
• 150 g Tomaten
• 150 g Gurke
• 100 g Paprika
• eine Prise Salz

FELDSALAT-ORANGE-ANANAS
• 200 g Feldsalat
• 1 Orange
• 150 g Ananas

Leckere Smoothies

Die Zutaten sind für 3 Portionen konzipiert. Das ist eine Tagesration, wenn Sie beispielsweise einen Smoothie-Tag als Entlastungs- oder Aufbautag machen wollen. Verschlossen im Kühlschrank aufbewahrt, sind die Smoothies einen Tag lang sehr gut genießbar.

Entspannungs-Smoothie

Das ist ein Smoothie, der bei Stress, Nervosität und Unruhegefühlen helfen kann. Er besteht ausschließlich aus nervenstärkenden und beruhigenden Zutaten.

DIE BIO-ZUTATEN
• 2 mittelgroße Birnen
• 1 mittelgroße Banane
• 100 g Himbeeren (frisch oder TK)
• einige entsteinte Sauerkirschen (frisch oder im Glas)
• eine halbe Avocado
• 1 EL Leinöl
• 3 Paranüsse
• etwas Sanddorn Muttersaft (ca. 30 ml)
• ca. 300 ml Melissentee (ausgekühlt)

ZUBEREITUNG

Birne und Banane grob zerstückeln und zusammen mit dem Avocado-Fruchtfleisch und den übrigen Zutaten in den Mixer geben. Etwa 20 Sekunden lang mixen.

Muntermacher-Smoothie

Dieser Smoothie ist voll mit den richtigen Inhaltsstoffen, die Sie richtiggehend vitalisieren.

DIE BIO-ZUTATEN

- 2 Mandarinen
- 1 reife Mango
- 1 EL Chiasamen (alternativ frisch geschrotete Leinsamen oder Haferkleie)
- 1 EL Mandelmus
- 3 getrocknete Aprikosen
- 1 EL Leinöl
- ca. 30 ml Acerola-Muttersaft
- ca. 350 ml Chai-Gewürztee (alternativ Wasser mit einer Prise Zimt, Kardamom und Ingwerpulver)

ZUBEREITUNG

15 Minuten bevor Sie mit der Zubereitung beginnen, geben Sie die Chiasamen in etwa die 6-fache Menge Wasser, damit sie quellen können (auch über Nacht möglich). Sie saugen das ganze Wasser auf und sind dann zur Weiterverarbeitung bereit. Die Aprikosen kann man ebenfalls in etwas Wasser einlegen, das macht sie weicher und Sie können sie gemeinsam mit dem Einweichwasser zum Smoothie geben. Das Obst schälen und gemeinsam mit allen übrigen Zutaten in den Mixer geben. Die Flüssigkeitsmenge können Sie variieren, je nach Smoothie-Konsistenz, die Sie bevorzugen. Nun alles ca. 20 Sekunden mixen.

Grüner Smoothie

DIE BIO-ZUTATEN

- 2 Äpfel
- 4 Datteln

- 250 g Gurke
- 60 g Feldsalat oder frischer Spinat (auch Wildkräuter wie Löwenzahn, Spitzwegerich, Gänseblümchen, Schafgarbe, Giersch etc. können beigemengt werden)
- 2 Stangen Sellerie
- 1 EL Leinöl
- 200–300 ml Kokoswasser oder kalter Kräutertee

ZUBEREITUNG

Obst und Gemüse waschen, putzen und in Stücke schneiden. Alle Zutaten in den Mixer geben und etwa 20 Sekunden auf höchster Stufe mixen.

Entgiftungs-Smoothie

DIE BIO-ZUTATEN

- 100 g Heidelbeeren oder Beerenmischung
- 250 g Ananas
- 150 g Gurke
- 1 kleines Stück Ingwer
- ca. 200 ml Brennnesseltee (ausgekühlt)
- ca. 100 ml Kokoswasser
- 1 EL Goji-Beeren (oder 2 entsteinte Datteln)
- 2 TL Apfelessig

ZUBEREITUNG

Etwa 20 Minuten bevor Sie den Smoothie zubereiten, geben Sie die Goji-Beeren in etwas Wasser. Wenn sie dann schön weich sind, geben Sie sie samt Einweichwasser zusammen mit dem restlichen Obst in den Mixer. Dies umfasst die Beeren und die geschälten Ananasstücke (ohne den harten Teil in der Mitte der Ananasscheibe). Nun fügen Sie noch die Gurke und die restlichen Zutaten hinzu und mixen das Ganze ca. 20 Sekunden.

Herzhafte Suppen

Die Zutaten sind auch hier für 3 Portionen (= eine Tagesration) konzipiert, wenn Sie beispielsweise einen Suppen-Tag als Entlastungs- oder Aufbautag machen wollen. Verschlossen im Kühlschrank aufbewahrt, sind die Suppen zwei Tage lang sehr gut genießbar.

Präbiotische Kürbis-Pastinaken-Suppe

DIE BIO-ZUTATEN
• 300 g Kürbis, z. B. Butternuss oder Hokkaido
• 100 g Pastinake
• 1 mittelgroße Zwiebel
• 1 große Knoblauchzehe
• 1 kleines Stück Ingwer
• 2 TL Currypulver
• etwas Kokosöl zum Anbraten
• ca. 80 ml Kokosmilch
• ca. 80 ml Mangosauce oder Mangosaft
• etwas Natursalz und Pfeffer
• ca. 400 ml Wasser
• etwas Koriandergrün und Kürbiskernöl als Garnitur

DIE ZUBEREITUNG
1. Kürbis und Pastinake waschen und klein schneiden. Butternuss- oder Hokkaido-Kürbis müssen nicht geschält werden.
2. Die klein gewürfelte Zwiebel in Kokosöl anschwitzen. Wenn sie glasig ist, klein geschnittenen Ingwer und Knoblauch sowie Currypulver dazugeben und kurz mitrösten. Mit Wasser aufgießen, das gewürfelte Gemüse dazugeben, salzen, pfeffern und ca. 10 Minuten kochen lassen.
3. Nun Kokosmilch und Mangosauce dazugeben. Vom Herd nehmen, etwas abkühlen lassen und danach für eine Minute in den Mixer geben. Im Anschluss die Suppe eventuell durch ein Sieb passieren, wenn man sie sehr fein haben möchte. Anrichten und mit Koriandergrün und Kürbiskernöl dekorieren.

Dunkelgrüne Brennnesselsuppe

DIE BIO-ZUTATEN

- 4 mittelgroße Kartoffeln
- 1 Zwiebel
- etwa 200 g Mangold oder Spinat
- etwa 100 g Brennnesseln
- 1 EL Olivenöl
- Kräuter (z. B. Petersilie oder Basilikum)
- Natursalz und Pfeffer

DIE ZUBEREITUNG

1. Die Kartoffeln und die Zwiebel schälen und vierteln und in etwa 500 ml leicht gesalzenem Wasser 15 Minuten kochen. Dann den geschnittenen Mangold bzw. Spinat dazugeben und weitere 5 Minuten mitkochen. Die letzten 2 Minuten die Brennnesseln mitkochen.
2. Den Topf vom Herd nehmen und etwas abkühlen lassen, bevor man alles mit einem Schuss Olivenöl in den Mixer gibt. Die Suppe sehr fein mixen und mit Salz, Pfeffer und frischen Kräutern abschmecken. Wer mag, kann z. B. auch Hirsebällchen auf die Suppe geben.

Cremige Erbsen-Spinatsuppe

DIE BIO-ZUTATEN

- 180 g mehligkochende Kartoffeln
- 1 kleine Zwiebel
- 1 Knoblauchzehe
- 300 g Spinat (Am besten frisch, ansonsten tiefgekühlt, aber ohne zusätzliche Zutaten!)
- 10 g Minze
- 2 EL Olivenöl
- 180 g Erbsen, tiefgekühlt
- 100 ml Kokosmilch
- ½ TL Natursalz
- Etwas Pfeffer und eine Prise Muskat

DIE ZUBEREITUNG
1. Kartoffeln schälen und in Stücke schneiden. Zwiebel und Knoblauch schälen und fein schneiden. Spinat und Minze grob hacken.
2. Olivenöl in einem Topf sanft erhitzen, Zwiebeln und Knoblauch zugeben und glasig braten. Nun Kartoffeln hinzugeben und weitere 3 Minuten braten. Mit 600 ml Wasser aufgießen, Natursalz hinzufügen und für etwa 10 Minuten kochen lassen.
3. Dann Erbsen, Spinat und Minze in den Topf geben und für weitere 5–10 Minuten köcheln lassen, bis die Kartoffeln gar sind. Nun die Kokosmilch und die Gewürze dazugeben und alles fein pürieren.

Sommerliche Gazpacho (Rohkost)

DIE BIO-ZUTATEN
• 350 g Tomaten
• 1 Paprika nach Wahl (ca. 150 g)
• 200 g Gurke
• 1 Frühlingszwiebel
• 1 frische Knoblauchzehe
• Oregano (wenn möglich frisch)
• 2 EL Olivenöl
• 2 EL Apfelessig
• 1 TL Honig
• Salz und Pfeffer

DIE ZUBEREITUNG
Tomaten, Paprika und Gurke werden gewürfelt und in den Mixer gegeben. Zwiebel und Knoblauch werden geschält und mit Oregano, Essig, Olivenöl, Honig und Gewürzen ebenfalls in den Mixer gegeben. Alles fein pürieren und kaltstellen.

Mandelmilch selbst machen

Dazu habe ich ein Anleitungsvideo für Sie:
https://lana.li/hfb28

QR-Code: Video Mandelmilch

DIE BIO-ZUTATEN
• 70–100 g Mandeln
• 1 Liter Wasser
• 3 Datteln
• ¼ TL echtes Vanillepulver (getrocknete Vanille)
• 1 Prise Salz

DIE ZUBEREITUNG
1. Die Mandeln über Nacht in Wasser einweichen. Dann das Einweichwasser wegschütten.
2. Alle Zutaten in den Hochleistungsmixer geben und 2 Minuten auf höchster Stufe mixen.
3. Die Mandelmilch anschließend durch ein Tuch oder besser einen Dauer-Kaffeefilter sieben, da dieser einfach zu reinigen ist. Den Rückstand gut auspressen, (was allerdings mit dem Tuch wiederum besser funktioniert), sodass ein relativ trockener Mandeltrester überbleibt.
4. Die gefilterte Mandelmilch sofort genießen oder in eine Flasche abfüllen, verschrauben und in den Kühlschrank stellen. Nach einigen Stunden kann sich die Flüssigkeit in der Mandelmilch etwas absetzen – einfach kräftig schütteln und schon ist sie wieder eine schöne weiße Emulsion. Die Mandelmilch ist 4 Tage im Kühlschrank haltbar.

Tipp: Mit Cashewkernen kann man ebenfalls eine wunderbare Milch machen. Funktioniert ähnlich, aber man muss einerseits die Cashews lediglich 3 Stunden einweichen und andererseits nach dem Mixen nicht durchsieben. Die Mengenangaben sind gleich wie bei der Mandelmilch.

Für Naschkatzen

Knusprige Haferflocken-Cookies mit Schokostückchen

DIE BIO-ZUTATEN
• 250 g Haferflocken
• 200 g (vegane) Butter, zimmerwarm
• 100 g Dinkelmehl (am besten Vollkorn)

- 100 g Vollrohr- oder Kokosblütenzucker
- 1 Ei
- ¼ TL getrocknete Vanille
- 1 Prise Salz
- 50 g Zartbitterschokolade (mind. 80 %)

DIE ZUBEREITUNG

1. Backofen auf 175 °C Umluft vorheizen und 2 Backbleche mit Backpapier belegen.
2. Zartbitterschokolade fein hacken.
3. Alle Zutaten außer die gehackte Schokolade in eine große Schüssel geben und zu einem Teig verkneten. Erst zum Schluss die Schokostückchen gleichmäßig unterkneten.
4. Aus dem Teig walnussgroße Kugeln formen und mit genügend großem Abstand zueinander auf die Backbleche legen und etwas flachdrücken. Die Haferkekse laufen beim Backen auseinander.
5. Die Backbleche in den vorgeheizten Backofen geben und die Kekse ca. 15 Minuten goldbraun backen.
6. Direkt nach dem Backen sind die Kekse sehr weich, diese erst auf dem Backblech komplett auskühlen lassen. Anschließend in einer Dose bis zum Verzehr luftdicht aufbewahren.

Saftiger Hafer-Dinkelkuchen mit Aprikosen

DIE BIO-ZUTATEN

- 4 Eier
- 130 g weiche Butter
- 100–120 g Vollrohrzucker oder Kokosblütenzucker (für meinen Geschmack reichen 100 g)
- 1/4 TL Bourbon-Vanillepulver
- 2 TL geriebene Zitronenschale
- 1 Prise Salz
- 100 g Mandeln
- 150 g Hafer- und Dinkelmehl im Verhältnis 1:1, am besten frisch gemahlen
- 2 TL Weinsteinbackpulver

- 4 Aprikosen zum Belegen
- 2 EL Mandelblättchen zum Bestreuen

DIE ZUBEREITUNG

1. Wenn Sie den Hafer und den Dinkel selbst mahlen, ist es wichtig, dass Sie die beiden Getreidesorten vor dem Mahlen gut vermischen, da Hafer alleine die Mühle verkleben könnte.
2. Das Mehl mit den frisch geriebenen Mandeln und dem Backpulver gleichmäßig vermischen.
3. Eier trennen. Eiklar mit einer Prise Salz steif schlagen. Dotter mit Butter, Zucker, Vanillepulver und Zitronenschalen schaumig schlagen – eventuell etwas lauwarmes Wasser oder Milch dazugeben, wenn die Masse zu klebrig ist.
4. Nun abwechselnd Eischnee und Mehl-Mandelgemisch unter die Dottermasse heben.
5. In eine befettete und bemehlte Form (ca. 20 x 25 cm) füllen, mit halbierten Aprikosen belegen und mit Mandelblättchen bestreuen.
6. In den vorgeheizten Backofen geben und bei 175 °C etwa 35–40 Minuten backen. Wenn Sie die Masse sehr dünn ausstreichen, können auch 25–30 Minuten reichen.

Einfacher Blechkuchen mit Früchten – vegan

DIE BIO-ZUTATEN

- 150 g Einkornmehl oder anderes fein gemahlenes Vollkornmehl
- 100 g frisch gemahlene Walnüsse
- 175 g Kokosblütenzucker oder Vollrohrzucker
- ca. 200 ml Pflanzenmilch, z. B. Hafer- oder Mandelmilch
- 60 g Pflanzenöl, z. B. Rapsöl
- 2–4 EL Orangensaft
- 1/2 TL echtes Vanillepulver
- 4 TL Weinsteinbackpulver
- 1 Prise Salz
- 400 g Apfelstückchen oder Obst nach Belieben

DIE ZUBEREITUNG

1. Alle trockenen Zutaten mit dem Schneebesen gut vermengen. Weinsteinbackpulver und Mehl am besten durchsieben, damit keine Klümpchen im Teig sind. Die Pflanzenmilch und das Öl einrühren, bis eine gleichmäßige Masse entsteht. 10 Minuten rasten lassen.
2. Nun die Apfelstückchen unterheben. Ein Blech oder eine Kasserolle (ca. 20 x 30 cm) mit Kokosöl einfetten und mit etwas Kokosblütenzucker bestreuen.
3. Bei 175 °C ca. 45 Minuten goldgelb backen. Am Ende der Backzeit einen Test mit einer Stricknadel machen: In den Kuchen stechen, wenn beim Herausziehen kein Teig auf der Nadel kleben bleibt, ist der Kuchen fertig.

Traditionelles Kletzenbrot – vegan

Kletzenbrot ist bei uns in Österreich ein traditionelles Gebäck, das man in der Adventszeit macht. Es schmeckt himmlisch nach Zimt und Gewürznelken und ist obendrein reich an Mineralstoffen und sehr gesund.

DIE BIO-ZUTATEN

- 500 g Kletzen (gedörrte Birnen im Ganzen)
- 250 g Roggen- und Dinkelmehl 1:1
- 150 g Nüsse, ganz (z. B. Haselnüsse, Walnüsse oder Mandeln)
- 125 ml vom Kletzenkochwasser (siehe Zubereitung)
- 3 EL Dattelsirup (oder Honig, wenn es nicht ganz vegan sein muss)
- 2 EL Rum oder Schnaps
- 1/2 Pkg. Sauerteigextrakt, entspricht etwa 7 g
- 1 Pkg. Trockenhefe
- 1/2 TL Salz
- 1 TL Zimt
- 1 Msp. Nelkenpulver

DIE ZUBEREITUNG

1. Die Kletzen am Vortag waschen, mit Wasser bedecken und so über Nacht einweichen. Dann die Kletzen im Einweichwasser ca. 30 Minuten weichkochen.
2. Stiele und Kerngehäuse entfernen und Kletzen fein hacken oder durch den Fleischwolf drehen. Die Nüsse werden grob gehackt.

3. Aus Roggen-Dinkelmehl, Salz, Gewürzen, Sauerteigextrakt, Trockenhefe, Rum und dem Kochwasser macht man einen festen Teig. Die Kletzen und Nüsse werden dann in den Teig gut eingeknetet. Den Teig zudecken an einem warmen Ort für mindestens 2 Stunden gehen lassen.
4. Nun einen Laib formen (oder auch zwei), mit kaltem Wasser bestreichen und bei 165 °C Ober- und Unterhitze eine Stunde (bei zwei kleineren Laiben 45 Minuten) backen.

In den alten Büchern wird empfohlen, das Brot eine Woche abliegen zu lassen, bevor man es genießt. Dazu das Brot einen Tag nach dem Backen in Butterbrotpapier einpacken und in eine Plastiktüte geben oder es in Frischhaltefolie einwickeln. Das Brot ist so an einem kühlen Ort (Speisekammer oder Kühlschrank) monatelang haltbar und verliert überhaupt nicht an Geschmack.

Gefüllter Kamut-Gugelhupf – vegan

DIE BIO-ZUTATEN
Hefeteig
• 450 g Kamutmehl
• 50 g Mandelmehl
• 2 EL Kokosblüten- oder Vollrohrzucker
• 1 ½ Päckchen Trockenhefe (14 g)
• 1 TL Salz
• 250 ml Pflanzenmilch, z. B. Soja- oder Mandeldrink
• 50 g vegane Butter, zimmerwarm
• 1–2 EL Rum
• Schale einer halben Zitrone
Füllung
• 450 g geriebene Äpfel
• 200 g Mandeln
• 200 g Rosinen
• 80 g Kokosblüten- oder Vollrohrzucker
• 1 TL Zimt
• Schale und Saft einer halben Zitrone

DIE ZUBEREITUNG
1. Für den Germteig Mehl, Zucker, Trockenhefe und Salz verrühren. Lauwarme Pflanzenmilch, Rum und Butter unter die Mehlmischung rühren und daraus einen glatten Teig kneten.
2. Den Teig in eine Schüssel geben, mit einem feuchten Küchentuch bedecken. Mindestens eine Stunde gehen lassen. Dann den Teig erneut durchkneten und nochmals 30 Minuten gehen lassen.
3. Währenddessen für die Füllung geraspelte Äpfel, geriebene Mandeln, Rosinen, Kokosblütenzucker, Zimt, Zitronensaft und -schale gut verrühren.
4. Nun den Teig ca. 1 cm dick zu einem ungefähren Quadrat ausrollen und mit der Füllung bedecken. Am oberen Rand ca. 2 cm frei lassen und alles einrollen. Die Rolle in eine mit Butter ausgestrichene Gugelhupfform geben und nochmals ca. 45–60 Minuten gehen lassen. In den vorgeheizten Backofen geben und bei 175 °C ca. 40 Minuten backen.
5. Aus der Form stürzen und auskühlen lassen. Fertig!

Saftiger Zucchinikuchen – vegan und glutenfrei

DIE BIO-ZUTATEN
Trockene Zutaten
• 150 g Mais- und Buchweizenmehl im Verhältnis 1:1
• 50 g Mandel- oder Kokosmehl
• 50 g Speisestärke
• 50 g Kokosblütenzucker
• 50 g Erythrit
• ½ Päckchen Weinsteinbackpulver
• 2 TL Zimt
• 1/2 TL echtes Vanillepulver
• 1 Prise Salz
Feuchte Zutaten
• 300 g Zucchini fein geraspelt
• 100 g Apfel grob geraspelt, nicht matschig
• 50 g Kokosöl verflüssigt
• 2 EL Zitronensaft

Außerdem

Einige Stück Obst wie Aprikosen oder Zwetschken zum Belegen (entsteint und halbiert)

DIE ZUBEREITUNG

1. Alle trockenen Zutaten in einer großen Schüssel gut vermischen – am besten mit einem Schneebesen. Weinsteinbackpulver und Mehl durchsieben, damit keine Klümpchen im Teig sind.
2. Alle restlichen Zutaten, also Zucchini, Apfel, Kokosöl und Zitronensaft mit einem Kochlöffel gut unterrühren, bis eine homogene Masse entsteht. 15 Minuten rasten lassen. Backofen auf 175 °C vorheizen.
3. Wenn die Masse nun zu fest geworden ist, weil die Mehle die Flüssigkeit aus der Zucchini und dem Apfel binden, einfach etwas Mandelmilch oder Wasser unterrühren. Meist geben jedoch Zucchini und Apfel genug Flüssigkeit her.
4. Die Masse in einer mit Kokosöl ausgefetteten und bemehlten Form (ca. 20 x 30 cm) ausstreichen und mit dem Obst belegen.
5. Im vorgeheizten Backofen etwa 50 Minuten goldgelb backen. Am Ende der Backzeit mit einer Stricknadel in den Kuchen stechen. Wenn beim Herausziehen kein Teig auf der Nadel kleben bleibt, ist der Kuchen fertig.

Karottenkuchen mit Mandeln – vegan und glutenfrei

DIE BIO-ZUTATEN

Die trockenen Zutaten

- 100 g Mandeln, frisch gerieben
- 100 g Kokosblütenzucker
- 70 g Mandelmehl
- 50 g Reis- oder Maismehl (oder anderes glutenfreies Mehl)
- 50 g Speisestärke
- 50 g Zartbitterschokolade (mind. 80 % Kakaoanteil), grob gerieben oder gehackt
- 2 EL Chiasamen
- 1/2 Päckchen Weinsteinbackpulver
- 1 gehäufter TL Zimt
- 1/4 TL Vanillepulver (getrocknete Vanille)
- 1 Prise Salz

Die feuchten Zutaten

- 300 g Karotten, fein gerieben
- 50 g Kokosöl, zerlassen
- Saft und geriebene Schale einer Zitrone
- etwa 200 ml Flüssigkeit, z. B. Apfelsaft, Pflanzenmilch, Wasser

Außerdem

- etwas Kokosöl und glutenfreies Mehl für die Form
- Obststücke nach Wahl, z. B. Pflaumen, Nektarinen, Aprikosen ...

DIE ZUBEREITUNG

1. Den Backofen auf 175 °C vorheizen. Alle trockenen Zutaten in einer großen Schüssel mit einem Schneebesen verrühren. Weinsteinbackpulver und Mehl am besten durchsieben, damit keine Klümpchen im Teig sind.
2. Nun die feuchten Zutaten mit einem Kochlöffel gut untermischen. Eventuell noch etwas zusätzliche Flüssigkeit unterrühren, sodass eine dicke, sämige Masse entsteht.
3. Eine Kuchenform oder Kasserolle (ca. 20 x 30 cm) mit Kokosöl einfetten und mit glutenfreiem Mehl ausstäuben. Die Kuchenmasse darin ausstreichen und mit dem entsteinten und aufgeschnittenen Obst belegen. Das beste Ergebnis hat man, wenn man die Masse etwa 2–3 cm dick ausstreicht.
4. In den vorgeheizten Backofen geben und auf mittlerer Schiene 50–60 Minuten bei 175 °C Unter- und Oberhitze backen. Nach dem Herausnehmen den Kuchen gut auskühlen lassen, bevor Sie ihn anschneiden, denn warm kann er etwas matschig sein.

Punschmuffins – vegan und glutenfrei

DIE BIO-ZUTATEN

für 12 Muffins

- 400 g eingelegte Sauerkirschen, abgetropft, kernlos
- 200 ml Sauerkirschsaft (Einlegeflüssigkeit)
- 120 g Nüsse, z. B. Mandeln und Walnüsse 1:1
- 60 g Kokosblütenzucker
- 60 g Mandelmehl
- 60 g Kokosöl

- 60 g Aprikosenmarmelade
- 30 g Zartbitterschokolade
- 2 TL Johannisbrotkernmehl
- 1 TL Weinsteinbackpulver
- 2 TL Zimt
- 50 ml Rum
- Saft und Schalenabrieb einer Zitrone
- 1 Prise Salz
- Ewas Kokosöl und geriebene Nüsse für die Förmchen (außer ihr nehmt Papierförmchen)

Punschglasur

- 40 g pudriger Birkenzucker
- 3 EL Rum
- ½ TL Saft von roten Rüben für die Farbe

DIE ZUBEREITUNG

1. Nüsse frisch mahlen, Schokolade hacken und mit allen trockenen Zutaten (Kokosblütenzucker, Mandelmehl, Johannisbrotkernmehl, Weinsteinbackpulver, Zimt, Salz) in einer Schüssel gut vermischen – am besten mit einem Schneebesen.
2. Kokosöl leicht erwärmen, sodass es flüssig wird. Gemeinsam mit den restlichen Zutaten unter die trockene Mischung rühren, sodass eine dicke Masse entsteht. Eventuell noch etwas Sauerkirschsaft oder Mandelmehl zugeben, um die Konsistenz zu korrigieren. Zum Schluss die Sauerkirschen einrühren.
3. Muffinförmchen mit Kokosöl ausstreichen und mit geriebenen Nüssen bestreuen. Masse einfüllen und im vorgeheizten Backofen bei 175 °C etwa 30 Minuten backen.
4. Währenddessen den Puder-Birkenzucker für die Glasur mit dem Rum und dem roten Rübensaft glattrühren.
5. Muffins in der Form auskühlen lassen, herausstürzen und mit der Punschglasur beträufeln. Fertig!

Polenta-Apfelauflauf – glutenfrei

DIE BIO-ZUTATEN

- 750 ml Mandelmilch
- 1/4 TL echtes Vanillepulver
- 1/2 TL Salz
- 1/2 TL Zimt
- 1 Prise Nelkenpulver
- 160 g Maisgrieß (Polenta)
- 4 Eier
- 100 g Kokosblütenzucker
- Geriebene Schale einer halben Zitrone
- 80 g Mandeln
- 6 mittelgroße Äpfel
- 1 EL Butter

DIE ZUBEREITUNG

1. Die Mandelmilch mit Salz, Vanillepulver, Zimt und Nelkenpulver aufkochen. Den Maisgrieß langsam einrühren und 10 Minuten kochen. Dann auf der ausgeschalteten Herdplatte noch etwa 15 Minuten zugedeckt stehenlassen. Vom Herd nehmen und auskühlen lassen. Die ausgekühlte Polenta mit einer Gabel auflockern.
2. Eier trennen. Dotter mit der halben Menge Zucker und der geriebenen Zitronenschale schaumig rühren und unter die Polentamasse heben.
3. Eiklar mit dem restlichen Zucker steif schlagen und abwechselnd mit den geriebenen Mandeln unter die Polentamasse heben.
4. Auflaufform mit Butter ausstreichen. Den Backofen auf 175 °C Ober- und Unterhitze vorheizen. Äpfel schälen und dünn hobeln.
5. Nun wird in abwechselnden Schichten die Form befüllt. Insgesamt 3 Polentaschichten und 2 Apfelschichten. Zuerst ein Drittel der Polentamasse in die Form streichen und die Hälfte der Äpfel darauflegen. Dann wieder eine Polentaschicht draufgeben und mit der 2. Hälfte der Apfelscheiben belegen. Mit einer Polentaschicht abschließen. Mit Butterflocken belegen und im Ofen etwa 1 Stunde hellbraun backen.
6. Den Auflauf etwas abkühlen lassen und warm servieren. Wenn gewünscht mit Zimt und Zucker bestreuen.

Schoko-Mohn-Kuchen mit Birnen – glutenfrei

DIE BIO-ZUTATEN
• 5 Eier
• 200 g Mohn
• 70 g Mandelmehl (oder Kokosmehl)
• 120 g Kokosblütenzucker
• 100 g Kokosöl
• 25 g Kakao
• 200 ml Pflanzenmilch (z. B. Mandel-, Hafer-, Sojadrink ...)
• 1–2 EL Rum
• 1/2 TL Zimt
• 1 Prise Salz
• 2–3 Birnen
• Etwas Kokosöl und Kokosblütenzucker für die Form

DIE ZUBEREITUNG
1. Backofen auf 180 °C vorheizen. Eine Form (ca. 20 x 25 cm) mit Kokosöl ausstreichen und mit Kokosblütenzucker bestreuen.
2. Mohn mahlen und Eier trennen. Eiklar mit einer Prise Salz steif schlagen und beiseitestellen.
3. Dotter mit den restlichen Zutaten gut verrühren. Dann den Eischnee vorsichtig unterheben.
4. Die Masse in die Form füllen, aufgeschnittene Birnen darauflegen und etwas Kokosblütenzucker darüber streuen.
5. Kuchen für etwa 50 Minuten im vorgeheizten Backofen backen. Um sicher zu gehen, dass der Kuchen durch ist, mit einer Stricknadel in die Mitte stechen. Wenn die Kuchenmasse auf der Nadel kleben bleibt, braucht er noch ein bisschen.

Dieses Rezept ist sehr flexibel, d. h. man kann statt Mohn auch Nüsse oder Kokosraspeln nehmen, statt Kakao gepufften Amaranth, statt Zimt Vanille und statt der Birnen andere Früchte wie Kirschen oder Heidelbeeren. Da sind der Fantasie keine Grenzen gesetzt und das Ausprobieren der unterschiedlichsten Kreationen macht doch riesigen Spaß, oder?

Kokosbusserln (Makronen) – low carb und glutenfrei

DIE BIO-ZUTATEN
• 3 Stk. Eiklar
• 250 g Kokosraspeln
• 120 g Birkenzucker pudrig
• 60 g Kokosblütenzucker pudrig
• 1 EL Speisestärke
• 1 Prise Salz
• 1/2 Zitronenschale, gerieben
• 1 Msp. Zimt
• 1 Msp. Vanillepulver
• 1 EL Rum

DIE ZUBEREITUNG
1. Eiklar mit Salz schaumig schlagen und nach und nach den Birken- und Kokosblütenzucker einrühren, sodass sich eine dickliche, schaumige Masse bildet.
2. Kokosraspeln, Speisestärke, Zimt, Vanillepulver sowie Zitronenschale mit einem Schneebesen vermischen und anschließend gemeinsam mit dem Rum unter die Eischneemasse heben.
3. Mit einem Teelöffel auf ein mit Backpapier belegtes Blech kleine Häufchen (Busserln) setzen und im vorgeheizten Backofen bei 170 °C Ober- und Unterhitze goldgelb backen (ca. 10 Minuten).

Heidelbeer-Muffins – low carb und glutenfrei

DIE BIO-ZUTATEN FÜR 10 MUFFINS
• 3 Eier
• 60 g Birkenzucker oder Erythrit
• 50 g (vegane) Butter
• 200 g Quark oder Bröseltopfen, falls Sie in Österreich sind
• 70 g Mandelmehl
• 100 g Heidelbeeren
• 1/4 TL echtes Vanillepulver

- Schale einer halben Zitrone
- 1–2 EL Rum
- 1 TL Weinsteinbackpulver
- 1 Prise Salz
- Etwas Butter und Mehl für die Formen

DIE ZUBEREITUNG

1. Backofen auf 175 °C vorheizen.
2. Die Eier in Dotter und Eiklar trennen. Eiklar mit einer Prise Salz steif schlagen.
3. Dotter, Birkenzucker, Butter, Vanillepulver, geriebene Zitronenschale und Rum schaumig schlagen, anschließend Quark unterrühren.
4. Mandelmehl mit Backpulver versieben und abwechselnd mit Eischnee unter die Dotter-Quark-Masse heben. Dann etwa ein Drittel der Heidelbeeren sehr vorsichtig unter die Masse rühren.
5. Muffinförmchen mit Butter ausstreichen und mit Mandelmehl ausstäuben. Masse in die Förmchen füllen und großzügig mit Heidelbeeren belegen und leicht in die Masse drücken.
6. Für etwa 25–30 Minuten im vorgeheizten Backofen bei 175 °C backen.

Zu guter Letzt

Wenn wir uns also gut ernähren, regelmäßig fasten, sporteln und auch ein bisschen Selbstreflexion betreiben, haben wir das Wichtigste, das in unserer Macht steht, unternommen, um uns gesund zu halten und können vielen Krankheiten hochwirksam gegensteuern.

Im Leben liegt natürlich nicht alles allein in unseren Händen, also bleibt auch immer dieser eine Teil, der immer wieder für Überraschungen sorgt – oft sehr schmerzhafter Natur. Dann haben wir lediglich die Wahl, wie wir darauf reagieren. Aber immerhin – die haben wir.

Quellen und Studien

Im Internet: Heilfasten Fachportal unter https://heilfasten.lanaprinzip.com

Im Internet: Fachportal zum Thema Gesundheit unter https://gesundheit.lanaprinzip.com

Im Internet: Rezepte Fachportal unter https://rezepte.lanaprinzip.com

Heilfasten- und Intervallfasteneffekte

Andika FR et al. Intermittent Fasting Alleviates Cognitive Impairments and Hippocampal Neuronal Loss but Enhances Astrocytosis in Mice with Subcortical Vascular Dementia. J Nutr. 2021 Jan 20;nxaa384.

Bagherniya M et al. The effect of fasting or calorie restriction on autophagy induction: A review of the literature. Ageing Res Rev. 2018 Nov;47:183–197.

Di Francesco A et al. A time to fast. Science 2018;362:770–775.

Dong TA et al. Intermittent Fasting: A Heart Healthy Dietary Pattern? Am J Med. 2020 Aug;133(8):901–907.

Filfan M et al. Autophagy in aging and disease. Rom J Morphol Embryol. (2017)

Fond G, Michalsen A. Fasting in mood disorders: neurobiology and effectiveness. Psychiatry Res. 2013;209: 253–258.

Goldhamer A et al. Medically supervised water-only fasting in the treatment of hypertension. Journal of manipulative and physiological therapeutics. 2001;24:335–9.

Halberg N. Effect of intermittent fasting and refeeding on insulin action in healthy men. J Appl Physiol., Dezember 1985, 99 (6): S. 2128–2136

Heilbronn L. K. Alternate-day fasting in nonobese subjects: effects on body weight, body composition, and energy metabolism. Am J Clin Nutr., 2005, 81: S. 69–73

Ho K. Y. et al. Fasting enhances growth hormone secretion and amplifies the complex rhythms of growth hormone secretion in man. J Clin Invest., April 1988, 81 (4): S. 968–975

Longo VD et al., Fasting, Circadian Rhythms, and Time-Restricted Feeding in Healthy Lifespan. Cell Metab. (2016)

Maifeld A et al. Fasting alters the gut microbiome reducing blood pressure and body weight in metabolic syndrome patients. Nat Commun. 2021 Mar

Malinowski B et al. Intermittent Fasting in Cardiovascular Disorders-An Overview. Nutrients. 2019 Mar 20;11(3):673.

Mattson MP et al. Impact of intermittent fasting on health and disease processes. Ageing Res Rev. (2017)

Michalsen A, Li C. Fasting therapy for treating and preventing disease–current state of evidence. Res Compl Med. 2013;20(6):444–53.

Michalsen A. Anti-Aging durch Heilfasten. Zschr Komplmed. 2015;6:26–29.

Michalsen A. Mit Ernährung heilen. Besser Essen, einfach fasten, länger leben. Neues Wissen aus Forschung und Praxis. Inselverlag 2019.

Panda S. Alternate-Day Fasting Gets a Safe Bill of Health. Heilbronn LK, (2019)

Patterson RE, Sears DD. Metabolic Effects of Intermittent Fasting. Annu Rev Nutr. 2017 Aug 21;37:371–393.

Patterson RE, Sears DD. Metabolic Effects of Intermittent Fasting. Annu Rev Nutr. 2017

Tinsley GM, La Bounty PM. Effects of intermittent fasting on body composition and clinical health markers in humans. Nutr Rev. 2015 Oct;73(10):661–74.

Tinsley GM, La Bounty PM. Effects of intermittent fasting on body composition and clinical health markers in humans. Nutr Rev. 2015

Wilhelmi de Toledo F et al. Safety, health improvement and well-being during a 4 to 21-day fasting period in an observational study including 1422 subjects. PLoS One 2nd Jan 2019.

Insulin und Übergewicht

Ferrannini E., Natali, A., Bell, P. et al. Insulin resistance and hypersecretion in obesity. J Clin Invest., 1. September 1997, 100 (5): S. 1166–1173

Intensive blood-glucose control with sulphonylureas or insulin compared with conventional treatment and risk of complications in patients with type 2 diabetes (UKPDS33). Lancet, 12. September 1998, 352 (9131): S. 837–853

Polonski K., Given, B., Van Cauter, E. Twenty-four hour profiles and pulsatile patterns of insulin secretion in normal and obese subjects. J Clin Invest., Februar 1988, 81 (2): S. 442–448

White N. H. et al. Influence of intensive diabetes treatment on body weight and composition of adults with type 1 diabetes in the Diabetes Control and Complications Trial. Diabetes Care, 2001, 24 (10): S. 1711–1721

Darmgesundheit

Butel MJ. Probiotics, gut microbiota and health. Med Mal Infect. 2014 Jan;44(1):1–8.

Cerdó T. et al. The Role of Probiotics and Prebiotics in the Prevention and Treatment of Obesity. Nutrients. 2019 Mar 15;11(3). pii: E635.

Dimidi E. et al. Fermented Foods: Definitions and Characteristics, Impact on the Gut Microbiota and Effects on Gastrointestinal Health and Disease. Nutrients. 2019 Aug 5;11(8).

Galdeano CM. et al. Beneficial Effects of Probiotic Consumption on the Immune System. Ann Nutr Metab. 2019;74(2):115–124.

Harper A. et al. Viral Infections, the Microbiome, and Probiotics. Front Cell Infect Microbiol. 2021 Feb 12;10:596166.

Huang R. et al. Effect of Probiotics on Depression: A Systematic Review and Meta-Analysis of Randomized Controlled Trials. Nutrients. 2016 Aug 6;8(8):483.

Kim SK. et al. Role of Probiotics in Human Gut Microbiome-Associated Diseases. J Microbiol Biotechnol. 2019 Sep 28;29(9):1335–1340.

Principi N. et al. Gut dysbiosis and irritable bowel syndrome: The potential role of probiotics. J Infect. 2018 Feb;76(2):111–120.

Remely et al. Increased gut microbiota diversity and abundance of Faecalibacterium prausnitzii and Akkermansia after fasting: a pilot study. Wiener klinische Wochenschrift. 2015;127:394–8.

Şanlier N. et al. Health benefits of fermented foods. Crit Rev Food Sci Nutr. 2019;59(3):506–527.

Schachter J. et al. Effects of obesity on depression: A role for inflammation and the gut microbiota. Brain Behav Immun. 2018 Mar;69:1–8.

Sestito S. et al. The Role of Prebiotics and Probiotics in Prevention of Allergic Diseases in Infants. Front Pediatr. 2020 Dec 22;8:583946.

Shabbir U. et al. Nutrients. Crosstalk between Gut and Brain in Alzheimer's Disease: The Role of Gut Microbiota Modulation Strategies. 2021 Feb 21;13(2):690.

Wilkins T. Sequoia J. Probiotics for Gastrointestinal Conditions: A Summary of the Evidence. Am Fam Physician. 2017 Aug 1;96(3):170–178. Review.

Gesunder Schlaf

Akram M et al. Medicinal Plants Combating Against Insomnia: A Green Anti-Insomnia Approach. J Nerv Ment Dis. 2019 Nov;207(11):927–935.

Cappuccio FP. Meta-Analysis of Short Sleep Duration and Obesity in Children and Adults. Sleep. 2008 May 1; 31(5): 619–626.

Fernández-San-Martín MI et al. Effectiveness of Valerian on insomnia: a meta-analysis of randomized placebo-controlled trials. Sleep Med. 2010 Jun;11(6):505–11.

Greer SM, et al. The impact of sleep deprivation on food desire in the human brain. Nature Communications 2004, volume 4, Article number: 2259.

Hanlon EC et al. The Relationship between Sleep, Obesity, and Metabolic Health in Adolescents – a Review. Curr Opin Endocr Metab Res. 2021 Apr;17:15–19

Krenn L. Passion Flower (Passiflora incarnata L.)–a reliable herbal sedative. Wien Med Wochenschr. 2002;152(15–16):404–6.

Troynikov O et al. Sleep environments and sleep physiology: A review. J Therm Biol. 2018 Dec;78:192–203.

Scheinfasten

Cheng CW et al. Fasting-Mimicking Diet Promotes Ngn3-Driven β-Cell Regeneration to Reverse Diabetes. Cell. 2017 Feb 23;168(5):775–788.e12.

Choi IY et al. A Diet Mimicking Fasting Promotes Regeneration and Reduces Autoimmunity and Multiple Sclerosis Symptoms. Cell Rep. 2016 Jun 7;15(10):2136–2146.

Di Biase S et al. Fasting mimicking diet reduces HO-1 to promote T cell-mediated tumor cytotoxicity. Cancer Cell. 2016 Jul 11; 30(1): 136–146.

Wei M et al. Fasting-mimicking diet and markers/risk factors for aging, diabetes, cancer, and cardiovascular disease. Sci Transl Med. 2017 Feb 15;9(377).

Gesunde Ernährung

Corella D. et al. Mediterranean diet reduces the adverse effect of the TCF7L2-rs7903146 polymorphism on cardiovascular risk factors and stroke incidence: a randomized controlled trial in a high-cardiovascular-risk population. Diabetes Care. 2013 Nov;36(11):3803–11.

Di Daniele N. et al. Impact of Mediterranean diet on metabolic syndrome, cancer and longevity. Oncotarget. 2017 Jan 31; 8(5): 8947–8979.

Dinu M. et al. Mediterranean diet and multiple health outcomes: an umbrella review of meta-analyses of observational studies and randomised trials. Eur J Clin Nutr 2018;72:30–43.

Ekmekcioglu C. Nutrition and longevity – From mechanisms to uncertainties. Medical University of Vienna, Crit Rev Food Sci Nutr. (2019)

Esposito K. Giugliano D. Mediterranean diet and type 2 diabetes. Diabetes Metab Res Rev. 2014 Mar;30 Suppl 1:34–40.

Estruch R. et al. Primary Prevention of Cardiovascular Disease with a Mediterranean Diet. N Engl J Med 2013; 368:1279–1290

Fontana L, Partridge L. Promoting health and longevity through diet: from model organisms to humans. Cell. 2015;161:106–118.

Greger M. How not to die: Discover the Foods Scientifically Proven to Prevent and Reverse Disease. Macmillan 2015.

Kiechl S et al. Higher spermidine intake is linked to lower mortality: a prospective population-based study. Am J Clin Nutr. 2018;108:371–380.

Madeo F et al. Spermidine in health and disease. Science. (2018)

Menotti A., Puddu PE. How the Seven Countries Study contributed to the definition and development of the Mediterranean diet concept: a 50-year journey. Nutr Metab Cardiovasc Dis. 2015 Mar;25(3):245–52.

Pietrocola F et al. Coffee induces autophagy in vivo. Cell Cycle. 2014;13(12):1987–94.

Román GC. et al. Mediterranean diet: The role of long-chain ω-3 fatty acids in fish; polyphenols in fruits, vegetables, cereals, coffee, tea, cacao and wine; probiotics and vitamins in prevention of stroke, age-related cognitive decline, and Alzheimer disease. Rev Neurol (Paris). 2019 Dec;175(10):724–741.

Singh B. et al. Association of mediterranean diet with mild cognitive impairment and Alzheimer's disease: a systematic review and meta-analysis. J Alzheimers Dis. 2014;39(2):271–82.

Toledo E. et al. Mediterranean Diet and Invasive Breast Cancer Risk Among Women at High Cardiovascular Risk in the PREDIMED Trial: A Randomized Clinical Trial. JAMA Intern Med. 2015 Nov;175(11):1752–1760.

Widmer RJ. et al. The Mediterranean diet, its components, and cardiovascular disease. Am J Med. 2015 Mar;128(3):229–38.

Liebe Leserin, lieber Leser,

hat Ihnen dieses Buch gefallen? Wir freuen uns über Ihre Verbesserungsvorschläge, Kritik und Fragen zum Buch.

Die Meinung und Zufriedenheit unserer Leserinnen und Leser ist uns sehr wichtig.

Kontaktieren Sie uns deshalb gerne und schreiben uns eine E-Mail an ***feedback@eulogiaverlag.de***

Wir freuen uns auf Ihre Nachricht.

Herzlichst

Ihr Eulogia Verlags Team